RECUEIL DE QUESTIONS

POSÉES AUX

EXAMENS DE MÉDECINE

TROISIÈME DE DOCTORAT ET DE FIN D'ANNÉE

HISTOIRE NATURELLE MÉDICALE — PHYSIQUE MÉDICALE.
CHIMIE MÉDICALE ET PHARMACIE

DEUXIÈME SÉRIE

CHIMIE MÉDICALE

TROISIÈME ET DERNIÈRE PARTIE

PARIS
DELAHAYE, LIBRAIRE ÉDITEUR
23, RUE DE L'ÉCOLE-DE-MÉDECINE

RECUEIL DE QUESTIONS

POSÉES AUX

EXAMENS DE MÉDECINE

Imprimerie de L. TOINON et Cie, à Saint Germain

RECUEIL DE QUESTIONS

POSÉES AUX

EXAMENS DE MÉDECINE

TROISIÈME DE DOCTORAT ET DE FIN D'ANNÉE

HISTOIRE NATURELLE MÉDICALE — PHYSIQUE MÉDICALE.
CHIMIE MÉDICALE ET PHARMACIE

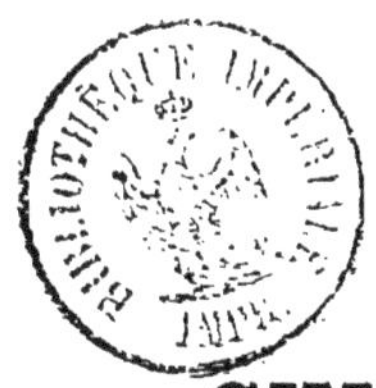

DEUXIÈME SÉRIE

CHIMIE MÉDICALE

TROISIÈME ET DERNIÈRE PARTIE

PARIS
DELAHAYE, LIBRAIRE ÉDITEUR
23, RUE DE L'ÉCOLE-DE-MÉDECINE
1867

RECUEIL DE QUESTIONS

POSÉES AUX

EXAMENS DE MÉDECINE

TROISIÈME ET DERNIÈRE PARTIE

FIN DE LA CHIMIE ORGANIQUE

GÉNÉRALITÉS SUR LES ACIDES GRAS.

695. D. Quel est le symbole des acides gras — et quel en est le type?

R. Le symbole des acides gras est $C^nH^nO^4$— et le type de ces acides est l'acide *acétique* $C^4H^4O^4$—. Tous les acides gras ont le même équivalent de carbone et d'hydrogène et toujours 4 équivalents d'oxygène.

696. D. Donnez les symboles de l'acide acétique — butyrique — caproïque — caprilique

— caprique — laurique — myristique — formique — propylique — valérique — énanthylique — œnanthique.

R. Acide acétique $C^4H^4O^4$ — butyrique $C^8H^8O^4$ — caproïque $C^{12}H^{12}O^4$ — caprilique $C^{16}H^{16}O^4$ — caprique $C^{20}H^{20}O^4$ — laurique $C^{24}H^{24}O^4$ — myristique $C^{28}H^{28}O^4$ — formique $C^2H^2O^4$ — propylique $C^6H^6O^4$ — valérique $C^{10}H^{10}O^4$ — œnanthélique (vin raisin) $C^{14}H^{14}O^4$ — œnanthique $C^{18}H^{18}O^4$.

697. D. Qu'est-ce que l'acide œnanthique ?

R. C'est l'acide qui donne le bouquet au vin qui a voyagé ; il se forme un œnanthate d'oxyde d'éthyle.

L'ALDÉHYDE.

698. D. Comment obtient-on l'aldéhyde (réaction)?

R. On l'obtient en chauffant l'alcool avec l'acide sulfurique et le peroxyde de manganèse — réaction $C^4H^6O^2 + 2SO^3 + 2MNO^2 = 2SO^3MNO + 2HO +$ ($C^4H^4O^2$ l'aldéhyde qui distille). Le mot aldéhyde signifie, comme nous l'avons vu plus haut, alcool privé d'hydrogène.

699. D. Quelles sont les propriétés de l'aldéhyde?

R. Liquide incolore, odeur désagréable, — bout à 21°, se congèle à 79° au dessous de zéro, — réduit les sels d'argent. —

Au contact de l'air froid l'aldéhyde se combine à 2 molécules d'oxygène et donne lieu à l'acide acétique $C^4H^4O^2 + O^2 = (C^4H^4O^4$. Aci le acétique.)

700. D. Que produit la respiration de l'aldéhyde?

R. L'anesthésie.

701. D. Pourquoi ne se sert-on pas de l'aldéhyde anesthétique.

R. Parce que son pouvoir est trop faible et ensuite parce qu'il irrite les voies respiratoires en donnant naissance à de l'acide acétique en présence de l'air, et l'acide acétique est très-caustique comme on le sait.

ACIDE ACÉTIQUE.

702. D. Qu'est-ce que l'on appelle acide acétique pyro-ligneux, esprit de bois, alcool méthylique. — Comment l'obtient-on ?

R. C'est un acide acétique qui provient de la distillation du bois. — Pour l'obtenir, on sature les produits condensés de la distillation du bois par la chaux, on obtient l'acétate de chaux et l'esprit de bois se dégage; on décompose ensuite l'acétate de chaux par le sulfate de soude, l'on a de l'acétate de soude qui cristallise et du sulfate de chaux insoluble.

703. D. Qu'arrive-t-il si l'on chauffe l'acétate de soude avec l'acide sulfurique?

R. L'acide acétique distille, puis ensuite on le refroidit et l'on obtient des cristaux d'acide acétique monohydraté $C^4H^4O^4$ qui sont un oxyde d'acéthyle hydraté $(C^4H^3O^2)$ O,HO.

704. D. Comment prépare-t-on l'acide acétique (réaction)?

R. L'on abandonne du vin à l'air, il s'aigrit et l'alcool se change en acide acétique par oxydation après avoir d'abord été converti en aldéhyde : ainsi $C^4H^6O^2$ alcool — $2H = C^4H^4O^2$ aldéhyde, qui, en s'oxydant, c'est-à-dire en prenant 2 molécules d'oxygène, se change en $C^4H^4O^4$ acide acétique.

705. D. Quelle est la manipulation que l'on emploie pour obtenir l'acide acétique vinique?

R. L'on mélange le vin avec du vinaigre ou bien on le fait passer à travers des copeaux de hêtre rouge pour acétifier l'alcool.

706. D. Dans quel but mélange-t-on le vin avec du vinaigre?

R. Afin d'acétifier l'alcool : en effet, le vinaigre contient un amer qui est la pellicule du vinaigre, c'est-à-dire un ferment acétique; l'alcool en sa présence absorbe l'oxygène et se change en acide acétique.

707. D. De quoi est composé le vinaigre radical ?

R. Il est composé d'acétone et d'acide acétique.

708. D. Comment l'obtient-on ?

R. En distillant du vert-de-gris ou acétate de cuivre.

709. D. Quels sont les caractères du vinaigre radical ?

R. Liquide incolore, odeur de vinaigre, caustique, cristallise à + 16 et bout à 120, dissout l'albumine, les résines — vapeurs inflammables.

710. D. Quelle réaction se passe-t-il quand on traite l'acide acétique radical par la potasse à chaud ?

R. Il se fait du gaz des marais $CH^4O^4 + 2KO = 2CO^2KO + (C^2H^4$ hydrogène proto-carboné).

711. D. Qu'arrive-t-il quand on traite l'acide acétique radical par le chlore gazeux (réaction) ?

R. On obtient de l'acide chloro-acétique par la substitution de 3 molécules de chlore à 3 molécules d'hydrogène — $C^4H^4O^4 + CL^6 = (C^4HCL^3O^4$ acide chloro-acétique).

712. D. Qu'arrive-t-il si l'on fait passer la vapeur d'acide acétique dans un tube de porcelaine chauffé au rouge — (réaction) ?

R. Il y a formation d'eau, d'acide carbonique et d'acétone — $C^4H^4O^4 = HO + CO^2$

$+C^3H^3O$ acétone ou en doublant la formule $C^6H^6O^2$.

713. D. Comment peut-on encore obtenir l'acétone ou esprit pyro-acétique?

R. En distillant l'acétate de chaux $C^4H^3O^3$, $CAO = CO^2CAO +$ (C^3H^3O acétone) qui distille et le carbonate de chaux qui reste.

714. D. Quelles sont les propriétés de l'acétone ou acide pyro-acétique?

R. Liquide incolore, huileux, volatile, combustible, — s'oxydant à l'air, à odeur forte. On le considère chimiquement comme composé de mithylène $C^2H^2 +$ d'aldéhyde $C^4H^4O^2 = (C^6H^6O^2$ acétone).

715. D. Comment prépare-t-on l'acétate de cuivre ou vert-de-gris?

R. On le prépare en abandonnant des feuilles de cuivre dans du marc de raisin. Le marc de raisin contient de l'alcool qui s'acidifie à l'air, et comme l'oxyde de cuivre est en excès, il se forme un sous-acétate de cuivre ($2Cuo,HOC^4H^3O^3$ ou $Cuo,C^4H^3O^3 + Cuo,Ho$) verdet ou vert-de-gris végétal?

716. D. Comment est le verdet ou vert-de-gris végétal?

R. Il est verdâtre comme son nom l'indique, soluble par distillation, il donne le vinaigre radical. — Traité par l'acide sulfurique, il donne une odeur de vinaigre à cause de l'acide acétique qui se dégage. Traité par l'ammoniaque, il jouit de la propriété des sels de cuivre, de se colorer en bleu.

717. D. A quoi sert le verdet?

R. Il sert de mordant pour teindre les laines noires ou brunes.

718. D. Comment obtient-on l'acétate de plomb cristallisé, — quelles sont les propriétés et sa formule?

R. On l'obtient en faisant bouillir de l'acide acétique avec de la litharge, — il est blanc cristallisé, sucré et soluble dans l'eau, il précipite en jaune l'iodure de potassium, — sa formule est Pbo, $C^4H^3O^3$.

719. D. Qu'arrive-t-il si l'on chauffe l'acétate de plomb?

R. Il perd 1/3 de son acide, et donne de l'acétate sesquibasique $(Pbo)3(C^4H^3O^3)2$. Si l'on chauffe encore, plus l'on obtient l'acétate de plomb tribasique, $Pbo(3)$ $C^4H^3O^3$ extrait de saturne.

720. D. Comment obtient-on l'extrait de saturne, — comment est-il?

R. En faisant bouillir 9 d'eau, 1 de litharge et 3 d'acétate neutre, — sa dissolution est limpide, ne précipitant pas par l'eau distillée, mais précipitant par l'eau commune, parce qu'il se fait un carbonate et un sulfate de plomb (eau blanche).

721. D. Comment obtient-on l'acétate d'alumine?

R. Par double décomposition de l'acétate de plomb et du sulfate d'alumine?

722. D. Quelles sont les propriétés de l'acétate d'alumine ?

R. Il est blanc, il sert de mordant en teinture, il est déliquescent.

723. D. Comment est l'acétate d'ammoniaque ou esprit de Mindererus, — et comment l'obtient-on?

R. Il est liquide, inodore, chauffé, il donne l'acétamide parce qu'il perd deux équivalents d'eau, il est stimulant; — on l'obtient en saturant l'acide acétique par l'ammoniaque.

724. D. Qu'est-ce que l'acétate de potasse (terre foliacée de tartre) ? — Quelle est sa formule, — comment l'obtient-on ?

R. C'est un sel qui cristallise en feuilles déliquescentes blanches, il est diurétique et soluble ; — sa formule est $Ko,C^4H^3O^3$ — on l'obtient en saturant l'acide acétique par le carbonate de potasse.

725. D. Que donne l'acétate de potasse, quand on le chauffe avec l'acide arsénieux?

R. Il donne par distillation un liquide vénéneux, irritant, la liqueur fumante de Cadet (cacodyle).

CACODYLES.

726. D. Quelle est la formule des cacodyles, — et leur nature?

R. Les cacodyles ont pour formule C^4H^6AS, liquide incolore, très-réfringent, bout à

170°, solide à 7° — s'oxyde à l'air, et se combine avec le chlore, l'iode et le soufre.

727. D. Quels sont les cacodyles les plus remarquables?

R. Ce sont ceux d'arsenic, d'antimoine, de phosphore, de bismuth, — d'arsenic AS (C^2H^3) 2.

728. D. De quoi sont composés les radicaux cacodyliques?

R. D'une molécule de métal, zinc ou étain, combinée à une ou plusieurs molécules, d'un radical organique, amide, éthyle, méthyle, donnant tous un oxyde basique.

729. D. Comment les obtient-on?

R. En faisant agir, par exemple, l'iodure du radical organique sur un métal C^4H^5I iodure du radical organique agissant sur $SN^2 = SNI + C^4H^5SN$ stannéthyle.

CHLORALE.

730. D. Que se passe-t-il si l'on fait agir du chlore gazeux sur de l'alcool (réaction)?

R. Il se fait un aldéhyde chloré — $C^4H^6O^2 + CL^8 = 5HCL + C^4HCL^3O^2$ chlorale ou aldéhyde chloré, 3 molécules de chlore sont venues remplacer 3 molécules d'hydrogène.

731. D. Qu'arrive-t-il si l'on chauffe le chlore avec un alcali hydraté, — quel corps nouveau se forme-t-il (réaction)?

R. Il se forme du chloroforme qui distille, et

il reste un formiate de l'alcali $C^4HCL^3O^2$ $+KO,HO=C^2HO^3KO$ formiate de potasse $+C^2HCL^3$ chloroforme.

CHLOROFORME.

732. D. Comment s'y prend-on pour transformer l'alcool en chloroforme (réaction)?

R. Il faut traiter l'alcool par le chlore et la potasse, ou bien si l'on veut l'avoir immédiatement, on traite le chlore par le chlorure de chaux, et l'on distille avec l'eau $C^4H^6O^2+HO+CL^2+CL^6$, 6 CAO = 5 HCL, CAO + C^2HO^3,CAO formiate de chaux + (C^2HCL^3 chloroforme).

733. D. Comment enlève-t-on l'acide chlorydrique que renferme le chloroforme, ainsi que l'alcool?

R. On enlève l'alcool en lavant le chlorure dans l'eau — et on se débarrasse de l'acide chlorydrique en distillant sur du chlorure de calcium.

734. D. Dans le commerce, comment prépare-t-on le chloroforme?

R. L'on met dans un alambic 35 litres d'eau à + 40°, l'on y délaye 10 K de chlorure de chaux, 5 K de chaux éteinte, 1 litre 1/2 d'alcool. — L'on chauffe le tout jusqu'à l'ébullition, puis on laisse refroidir, et au fond du récipient qui contient la liqueur, l'on trouve le chloroforme qui s'y est déposé sous forme d'huile, — on décante, on lave, et on fait distiller plusieurs fois sur du chlorure de calcium pour en séparer la substance chlorée qui n'a pu être enlevée par l'ébullition.

735. D. 1° Quelles sont les propriétés du chloroforme, et 2° pourquoi l'appelle-t-on ainsi ?

R. 1° Ses propriétés sont d'être liquide, limpide, incolore, il a une saveur douce, il sent l'éther, il bout à 61°, il dissout l'iode, le phosphore, le soufre, et est soluble dans l'alcool et dans l'éther; 2° son nom lui vient de son analogie avec l'acide formique. — En effet, l'acide formique anhydre a pour formule C^2HO^3, et le chloroforme C^2HCL^3, c'est donc de l'acide formique anhydre où le chlore prend la place de l'oxygène.

736. D. Que devient le chloroforme en présence des alcalis ?

R. Il se change en acide formique $C^2HCL^3 + 4KO = KO, C^2HO^3$ formiate de potasse $+ 3KCL$ chlorure de potassium.

SÉRIE HÉTÉROLOGUE ET SÉRIE HOMOLOGUE DE L'ALCOOL VINIQUE.

737. D. Qu'appelle-t-on série hétérologue de l'alcool vinique $C^4H^6O^2$?

R. Ce sont des corps organiques qui dérivent de l'alcool et qui cependant en diffèrent.

738. D. Quels sont les hétérologues de l'alcool vinique $C^4H^6O^2$?

R. 1° L'aldéhyde $C^4H^4O^2$; — 2° les acides gras $C^4H^4O^4$; — 3° l'hydrogène carboné C^4H^4; — 4° l'éther ordinaire ou oxyde d'éthyle C^4H^5O; — 5° corps allogéniques $C\ H^5CL$; — 6° l'éther composé neutre, oxalique $C^4H^5O\ (C^2O^3)$, avec un sel équivalent d'acide; — 7° l'éther composé d'acide (acide vinique ou oxalovinique) C^4H^5O, $HO,2(C^2O^3)$, avec deux équivalents d'acide oxalique.

739. D. Qu'est-ce que l'on entend par série homologue?

R. Ce sont des substances organiques (combinaison de carbone) qui remplissent les mêmes fonctions, suivent les mêmes lois de la métamorphose et renferment dans leurs équivalents N fois C^2H^2 avec plus ou moins la même quantité des mêmes éléments : oxygène, hydrogène, chlore, azote. Ainsi l'esprit de bois $C^2H^2+H^2O^2$, l'esprit de vin $C^4H^4+H^2O^2$, l'huile de pommes de terre $C^{10}H^{10}+H^2O^2$; comme on le voit, dans l'esprit de bois C^2H^2 est pris une fois, dans l'esprit de vin C^4H^4, C^2H^2 est pris deux fois, dans l'huile de pomme de terre C^2H^2 est pris 5 fois $C^{10}H^{10}+H^2O^2$.

740. D. Que deviennent les alcools homologues par oxydation?

R. Ils se convertissent en des acides homogènes — l'esprit de bois en acide formique $C^2H^2+O^4$, l'esprit de vin en acide acétique $C^4H^4+O^4$ — l'huile de pomme de terre en acide valérianique $C^{10}H^{10}+O^4$.

ALCOOL MÉTHYLIQUE.

741. D. Qu'est-ce que l'alcool méthylique ?

R. C'est de l'esprit de bois, de l'alcool de bois liquide, incolore, odeur éthérée, il provient de la distilation du bois, il donne par oxydation un aldéhyde et un acide gras, bout à 66°, brûle avec une flamme bleue. Sa formule est $C^2H^4O^2$, il dissout les résines et tous les corps que l'alcool dissout.

742. D. Que veut dire le mot méthyle en grec ?

R. Il veut dire vin de bois.

743. D. Que donne l'alcool méthylique avec les acides?

R. Il donne des éthers méthyliques.

744. D. Que donne-t-il avec les oxygénants ?

R. De l'acide formique $C^2H^2O^4$.

ACIDE FORMIQUE.

745. D. Qu'est-ce que l'acide formique ?

R. C'est un acide organique sécrété par les fourmis ; il est liquide, composé de carbone, d'hydrogène et d'oxygène, il est incolore, d'une odeur piquante de fourmi ; il s'enflamme et brûle avec une flamme bleue et se décompose par la chaleur en eau et oxyde de carbone $C^2H^2O^4 = 2HO + 2CO$. (L'acide formique a pour formule $C^2H^2O^4$ ou C^2HO^3HO.)

746. D. Comment obtient on l'acide formique?

R. En chauffant du sucre avec de l'acide sulfurique et du peroxyde de manganèse $C^2H^2O^2 + 2MNO + 2SO^3 = 2MNO,SO^3 +$ ($C^2H^2O^4$ acide formique).

ALCOOL AMYLIQUE.

747. D. Qu'est-ce que l'alcool amylique, — comment l'obtient-on, — quelle est sa formule ?

R. C'est l'alcool de pomme de terre, — on l'obtient par distillation des résidus de la fermentation alcoolique de la fécule de pomme de terre, — sa formule est $C^{10}H^{12}O^2$.

748. D. Quelles sont ses propriétés ?

R. Liquide, huileux, incolore, d'une odeur désagréable, tachant le papier à la manière des essences, s'enflammant à 60°, insoluble dans l'eau, soluble dans l'alcool et l'éther.

ALCOOLS MONO-ATOMIQUES ET PLURI-ATOMIQUES.

749. D. Comment divise-t-on les alcools ?

R. En mono-atomiques et pluri-atomiques.

750. D. Qu'est-ce que l'alcool mono-atomique ?

R. C'est l'alcool vinique $C^4H^6O^2$, parce que

son éthyle ou radical C^4H^5 ne prend la place que d'une seule molécule de métal, ensuite parce que son éthyle ou radical donne un oxyde avec une seule molécule d'oxygène, un chlorure avec une seule molécule de chlore; — l'oxyde d'éthyle C^4H^5O se combine à une seule molécule d'eau pour faire de l'alcool, et à une seule molécule d'acide pour faire des éthers composés.

751. D. Qu'est-ce qu'un alcool biatomique? — en citer un.

R. C'est la glycose $C^4H^6O^4$. C'est un alcool biatomique parce que son radical ou éthylène C^4H^5 se substitue à 2 d'hydrogène, se combine à 2 d'oxygène ou à 2 de chlore, pour donner un oxyde ou un chlorure d'éthylène $C^4H^4O^2$ oxyde d'éthylène, $C^4H^4Cl^2$ chlorure d'éthylène, $C^4H^4I^2$ iodure d'éthylène, parce que l'oxyde d'éthylène se combine à 2 molécules d'eau pour reconstituer l'éthylène.

752. D. Qu'est-ce que l'alcool triatomique? — en citer un.

R. C'est la glycérine $C^6H^8O^6$, parce que son radical C^6H^5, pour s'oxyder, se combine à 3 d'oxygène $C^6H^5O^3$, et que cet oxyde a besoin de 3 molécules d'eau pour reconstituer la glycérine $C^6H^5O^3, + 3HO = C^6H^8O^6$.

753. D. Qu'arrive-t-il si l'on fait bouillir l'alcoo de vin avec du sodium (réaction) ?

R. Il se dégage une molécule d'hydrogène remplacée par la soude et l'on a de l'alcool uni sodé $C^4H^6O^2 + na = C^4H^8naO^2 + H$ qui se dégage.

754. D. Qu'arrive-t-il si l'on chauffe l'oxyde d'éthyle avec de la potasse caustique HOKO (réaction) ?

R. Il se dégage 4 molécules d'hydrogène, et il se forme un acide acétique monobasique combiné à la potasse $C^4H^6O^2 + HOKO = KO,C^4H^3O^3$ acétate de potasse $+ H^4$ qui se dégage.

755. D. Donner la formule d'un oxyde d'éthyle d'un alcool monoatomique, biatomique, triatomique ?

R. L'oxyde d'éthyle d'un alcool monoatomique (alcool vinique) C^4H^5O, d'un alcool biatomique (glycose $C^4H^4O^2$), d'un alcool triatomique (glycérine $C^6H^5O^3$).

756. D. Donner la formule d'un hydrate et d'un sel d'un alcool monoatomique, — biatomique, — triatomique.

R. 1° Hydrate d'un alcool monoatomique (alcool propylique C^6H^7O,HO), sels d'un alcool monoatomique $C^6H^7OC^4H^3O^3$. — 2° Hydrate d'un alcool biatomique, glycole $C^6H\ O^22HQ$, sel d'un alcool biatomique $C^6H^6O^2(2)C^4H^3O^3$. — 3° Hydrate d'un alcool triatomique (glycérine $C^6H^8O^33HO$), sel d'un alcool triatonique $C^6H^5O^3(3)$ $C^4H^3O^3$.

PRINCIPES HYDROCARBONÉS — GRAISSES — HUILES VOLATILES — RÉSINES.

757. D. Quel est le caractère commun des principes hydrocarbonés ?

R. C'est d'être très-riches en hydrogène et en carbone, et de contenir très-peu d'oxygène et souvent d'en manquer.

758. D. En combien d'ordres divise-t-on les principes hydro-carbonés ?

R. En 3 ordres : 1° les graisses ; 2° les huiles volatiles ; 3° les résines.

759. D. Comment distingue-t-on les huiles volatiles des graisses ?

R. C'est que les huiles volatiles sont odorantes et ne graissent pas le papier, tandis que les graisses laissent sur le papier une tache que la chaleur n'enlève pas parce qu'elles ne sont pas volatilisables.

760. D. Comment sont les résines ?

R. Elles sont généralement dures, cassantes, non onctueuses, non odorantes, à moins qu'elles ne contiennent des essences.

761. D. D'où retire-t-on les graisses ?

R. Soit du règne végétal, comme les huiles que l'on retire des graines, des plantes, soit du règne animal, suif, axonge, beurre.

762. D. Quel est le caractère des graisses ?

R. C'est d'être insolubles dans l'eau, solubles dans l'alcool bouillant et concentré, dans l'éther, dans l'essence de térébenthine, de citron, dans la benzine, — chimiquement elles sont neutres, non volatiles, mais se décomposent en donnant du gaz d'éclairage, — elles sont saponifiées par les alcalis.

763. D. Qu'arrive-t-il aux graisses quand on les saponifie ?

R. Elles se dédoublent en alcool ou en glycérine qui est mise en liberté, et en acides gras qui se combinent à l'alcali pour faire un savon.

PRINCIPES IMMÉDIATS DES CORPS GRAS — STÉARINE — MARGARINE — OLÉINE — PALMITINE — GLYCÉRINE.

764. D. Quels sont les principes immédiats des corps gras.

R. La stéarine qui est un stéarate de glycérine, — la margarine qui est un margarate de glycérine, — l'oléine qui est un oléate de glycérine, — la palmitine qui est un palmate de glycérine.

765. D. Quelle réaction se passe-t-il quand on saponifie la margarine par un alcali ?

R. La margarine qui est un margarate de glycérine se dédouble en glycérine qui est mise en liberté, et en acide margarique qui s'unit à l'alcali, il en est de même de la stéarine, de l'oléine, de la palmitine.

766. D. Le dédoublement de la margarine ne peut-il avoir lieu que par les alcalis?

R. Non, la margarine étant un éther composé, son dédoublement peut encore avoir lieu par l'intervention de 2 molécules d'eau, comme le dédoublement des éthers composés en alcool et en acide a lieu par l'intervention de 2 molécules d'eau, ainsi $C^4H^5O,C^4H^3O^3+H^2O^2=C^4H^6O^2+C^4H^3O^3,HO$, la margarine ayant pour formule $C^{40}H^{40}O^8$, si l'on ajoute H^2O^2 l'on aura par dédoublement la glycérine $C^6H^8O^6+$, l'acide margarique $C^{34}H^3O^4$.

767. D. Quels sont les corps gras qui ne peuvent être saponifiés par l'eau?

R. Ce sont ceux qui exigent la potasse ou la soude pour se dédoubler; ainsi le blanc de baleine qui se dédouble en alcool cétilique et en acide palmitique, la cire ordinaire qui se dédouble en myricine et en acide palmitique, ne peuvent être soponifiés par l'eau.

768. D. Quels sont les corps gras facilement saponifiables?

R. Les suifs, les graisses et les huiles, parce qu'ils se dédoublent par l'action des alcalis, par l'action de l'oxyde de plomb et même par l'action de l'eau prolongée; en se dédoublant, ils donnent un acide gras et de la glycérine.

769. D. Qu'est-ce que la stéarine, — quelle est sa composition — et sa formule ?

R. C'est un stéarate de glycérine, — substance solide des graisses de mouton et de bœuf, elle est blanche et cristallise en petites aiguilles, elle se saponifie par l'eau et par une base et donne de la glycérine et de l'acide stéarique $C^{42}H^{42}O^{8}+CaO+HO=C^{6}H^{8}O^{6}$ glycérine $+C^{36}H^{35}O^{3},CaO$ stéarate de chaux (formule $C^{42}H\ ^{2}O^{8}$).

770. D. Comment obtient-on la stéarine ?

R. En traitant la graisse par l'alcool bouillant, la stéarine se précipite par le refroidissement, au lieu que l'oléine reste en dissolution.

771. D. Quelles sont les propriétés de la margarine — et sa formule ?

R. Elle a un blanc de perle, cristallisable en aiguilles jaunâtres, fond à 48, saponifiable par les alcalis, elle se dédouble en glycérine et en acide margarique, — sa formule est $C^{40}H^{40}O^{8}$.

772. D. Comment extrait-on la margarine du suif ?

R. En le faisant dissoudre dans l'alcool bouillant, en le laissant refroidir et reposer, la margarine se précipite.

773. D. Quelles sont les propriétés de l'oléine, — d'où l'extrait-on, — quelle est la réaction

des alcalis sur l'oléine, — formule de l'acide oléique ?

R. L'oléine est incolore, insipide, transparente, insoluble dans l'eau, soluble dans l'alcool bouillant ; — extraite des graisses par l'alcool bouillant, la stéarine se précipite par refroidissement, et l'oléine reste en dissolution ; c'est l'oléine qui donne la fluidité aux graisses ; — traitée par la potasse, elle se dédouble en glycérine et acide oléique dont la formule est $C^{36}H^{34}O^{4}$.

774. D. Quelles sont les propriétés de la palmitine, — sa formule ?

R. La palmitine se trouve dans l'huile de palme ; elle est solide, cristalline, d'un blanc éclatant, soluble dans l'alcool et l'éther ; par saponification, elle se change en glycérine et acide palmitique dont la formule est $C^{32}H^{32}O^{4}$.

775. D. Comment obtient-on la glycérine ?

R. En saponifiant l'huile ou l'axonge avec la litharge, il se forme un margarate de plomb insoluble, et la glycile $C^{6}H^{7}O^{5}$, qui est le radical de la glycérine, se séparant de l'acide gras et s'emparant d'un équivalent d'eau, donne naissance à la glycérine $C^{6}H^{7}O^{5}HO$ qu'on trouve mêlée à l'eau de l'opération.

776. D. Quelles sont les propriétés de la glycérine ?

R. C'est un liquide sirupeux, incolore, inodore, d'une saveur sucrée, soluble dans l'eau, l'alcool et l'éther ; elle dissout toutes les matières solubles dans l'eau et l'alcool excepté les résines ; — si on la traite par l'acide sulfurique l'on obtient de l'acide sulfoglycérique.

777. D. Qu'arrive-t-il si l'on traite la glycérine par l'acide sulfurique et un autre acide ?

R. Elle donne avec l'autre acide un éther composé.

778. D. Qu'est-ce que l'acétine de Berthelot ?

R. C'est un acétate de glycérine ; l'on fabrique également de la stéarine et de la butyrine artificiellement.

779. D. Quelles sont les propriétés de l'acide stéarique ?

R. Substance solide, cristallisable, fusible à 70°, insoluble dans l'eau qu'elle surnage ; c'est le produit constant de la saponification des corps gras.

ACIDES GRAS — ACIDES MARGARIQUE — STÉARIQUE, OLÉIQUE.

780. D. Quels sont les acides gras et leurs formules ?

R. L'acide stéarique $C^{36}H^{35}O^{3}HO$, solide, fond à 70° — l'acide oléique $C^{36}H^{33}O^{3}HO$, liquide, n'est solide que jusqu'à 12° au-dessous de 0 — l'acide margarique solide fond à 60° (tous ces acides sont combustibles).

781. D. Quelles sont les propriétés de l'acide margarique — comment l'obtient-on ?

R. Il cristallise en forme de mamelons ou d'agrégats blancs et brillants ; — plus léger que l'eau, — inodore, insoluble dans l'eau, soluble dans l'alcool bouillant et l'éther, — on l'obtient par la décomposition de la margarine.

782. D. Quelles sont les propriétés de l'acide oléique — comment l'obtient-on ?

R. Liquide à la température ordinaire, cristallisable à 7° au-dessous de 0, — il a de l'odeur et sa saveur est très-acre — on l'obtient en traitant l'huile d'olive par la potasse, l'on a un margarate de potasse, on le décompose par l'acide tartrique, il se fait un mélange d'acide margarique et oléique que l'on sépare par l'oxyde de plomb et l'éther.

783. D. Qu'arrive-t-il si l'on distille les acides margarique, stéarique, oléïque, ou si on les soumet à l'acide azotique ?

R. Ils se transforment en acides gras volatils — acide formique $C^2H^2O^4$, acide valérique $C^{10}H^{10}O^4$, caprilique $C^{18}H^{18}O^4$, acétique $C^4H^4O^4$, œnanthique $C^{14}H^{14}O^4$, caprique $C^{24}H^{24}O^4$; tous ces acides ont quatre équivalents d'oxygène et tous s'unissent aux bases pour faire des savons, — tous s'unissent à la glycérine pour régénérer les principes organiques radicaux, margarine, stéarine, oléine; — de plus ils donnent lieu à des principes gras moins volatils, acides succinique $C^8H^6O^8$, adipique $C^{12}H^{10}O^8$, subérique, sébacéique qui tous ont 8 équivalents d'oxygène.

SAVONS.

784. D. Qu'est-ce qu'un savon ?
R. C'est un sel qui résulte de la combinaison d'un acide gras et d'une base.

785. D. Tous les savons sont-ils solubles ?
R. Il n'y a que les alcalins qui soient solubles.

786. D. Quel est le savon le plus employé ?
R. C'est le savon de soude de Marseille.

787. D. Comment prépare-t-on le savon de soude de Marseille ?
R. En chauffant l'huile d'olive avec une lessive de carbonate de soude, — il en résulte un oléo-stéarate de soude, qui surnage, on le fond pour dégager l'acide carbonique et on le coule.

788. D. Est-il indifférent d'employer une lessive de carbonate de soude ou de potasse ?
R. Non. Avec le carbonate de soude l'on a un savon dur, avec le carbonate de potasse un savon mou.

789. D. Comment prépare-t-on le savon vert, —

les savons de toilette, — les savons médicinaux, — les savons de chaux?

R. Les savons verts se préparent avec l'huile de chenevis,—les savons de toilette avec la potasse, — les savons médicinaux avec l'huile d'amandes douces, — les savons de chaux en mêlant du suif avec un lait de chaux, celui-ci est insoluble.

GLYCÉRINE — BOUGIES STÉARIQUES — LINIMENT OLÉO-CALCAIRE — EMPLATRES.

790. D. Comment prépare-t-on la glycérine du commerce?

R. En faisant bouillir du suif dans un lait de chaux, il se fait un savon de chaux, et la glycérine reste en dissolution dans l'eau.

791. D. Comment prépare-t-on la bougie stéarique ?

R. En traitant le savon de chaux par l'acide sulfurique, il se fait un sulfate de chaux insoluble qui se précipite, et les acides gras margarique, stéarique, surnagent.

792. D. Qu'est-ce que le liniment oléo-calcaire?

R. C'est un liniment fait avec de l'huile et de l'eau de chaux?

793. D. Qu'est-ce que l'emplâtre simple, — et comment le prépare-t-on ?

R. L'emplâtre simple est un savon de plomb, — on le prépare avec une partie de litharge et deux d'eau que l'on chauffe ensemble jusqu'à ce que la pâte colle les doigts.

794. D. Qu'est-ce que l'emplâtre brûlé ou onguent de la mère ?

R. C'est un emplâtre à base de plomb qui ne contient pas d'eau et qui est excitant par la graisse et la poix qu'il renferme.

795. D. Qu'est-ce que l'emplâtre de céruse?

R. C'est celui qui est préparé par la céruse au lieu de l'être par la litharge.

796. D. Qu'est-ce que l'emplâtre de minium ou papier chimique?

R. C'est un emplâtre fait avec du papier recouvert alternativement de couches d'emplâtre de minium et d'huile de lin bouillies avec de la litharge.

POMMADE DE GONDRET — LINIMENT VOLATIL — BAUME OPODELDOCH

797. D. Qu'est-ce que la pommade de Gondret?

R. C'est une pommade qui sert pour les vésicatoires et qui contient moitié d'axonge et moitié d'ammoniaque.

798. D. Qu'est-ce que le liniment volatil?

R. C'est un liniment composé d'une partie d'ammoniaque, de 8 parties d'huile et 1/2 partie de camphre.

799. D. Qu'est-ce que le baume opodeldoch ?

R. C'est un baume qui contient 32 grammes de graisse de veau ; essence de lavande et de thym, 6 grammes; ammoniaque, 8 grammes; alcool, 250 gr.; camphre 24 gr.

CORPS GRAS NATURELS — SUIFS — GRAISSE — BEURRE.

800. D. Quels sont les corps gras naturels?

R. 1° La cire, 2° le blanc de baleine, 3° les suifs, 4° les graisses, 5° l'huile d'œuf, de foie de morue, de raie, de squale, de baleine, d'olive, d'œillette, de noix, de noisette, de lin, de chanvre, de croton, d'épurge, de ricin.

801. D. Comment divise-t-on les suifs?

R. En suifs durs, mous, très-mous; — les suifs durs sont ceux de mouton parce qu'ils contiennent 80/100 de stéarine et de margarine et 20/100 d'oléine, — les suifs mous sont ceux de bœuf 70/100 de stéarine et de margarine et 30/100 d'oléine, — les suifs très-mous, suifs de porc 38/100 de stéarine et de margarine et 72/100 d'oléine.

802. D. Qu'est-ce qu'une graisse, — et quelles sont-elles?

R. C'est un corps gras et mou, — tel que le beurre de cacao, le beurre de muscade, le beurre ordinaire, la graisse de palme.

803. D. Qu'est-ce que le beurre, — quelles sont ses propriétés?

R. C'est un corps mou, gras, jaunâtre, liquide à 30°, formé pour les 2/3 de son poids de margarine qui lui donne sa consistance, et pour l'autre 1/3 d'oléine, de butyrine, de caproïne, matières liquides qui en se saponifiant donnent lieu à des acides gras volatils odorants qui rendent le beurre rance.

804. D. De quoi sont formés les beurres de cacao et de muscade ?

R. Le premier est formé de stéarine et d'oléine, — le second contient en outre la myristicine et de l'essence de muscade.

HUILES. — HUILE ESSENTIELLE OU VOLATILE.

805. D. Qu'est-ce qu'une huile, — et comment les divise-t-on?

R. C'est un corps gras liquide à la température ordinaire, incolore et inodore. – On divise les huiles en huiles animales et huiles végétales : les huiles animales sont l'huile d'œuf, de foie de morue, des quale, de raie, de baleine ;— les huiles végétales sont l'huile de croton, de ricin, d'épurge, d'œillette et d'olive.

806. D. Comment prépare-t-on l'huile d'œuf?

R. Soit en traitant le jaune d'œuf par l'éther, afin de le débarrasser de la matière grasse (méthode française), soit par compression du jaune (méthode américaine).

807. D. Comment prépare-t-on l'huile de foie de morue, de raie, de squale, de requin?

R. Il y a plusieurs méthodes. La préférable est la méthode Norvégienne et des côtes du nord de la France; elle consiste à mettre les foies de morue dans des tonneaux, à les exposer au soleil et à les abandonner, après que la graisse a été fondue au soleil, à la fermentation putride. La première huile est blanche et fort médicinale ; la deuxième huile est brune, la troisième noire; toutes deux contiennent du phosphore et de l'iode, et sont médicinales.

808. D. D'où retire-t-on l'huile d'œillette, l'huile blanche?

R. Des graines de pavot blanc.

809. D. Quel usage fait-on de l'huile de noix, de l'huile d'amandes douces, de l'huile de lin, de chanvre, — de l'huile de noisette, de colza, de navette ?

R. L'huile de noix est alimentaire et sert aussi en peinture, — l'huile d'amandes douces est pectorale et laxative,—l'huile de lin et celle de chanvre servent en peinture,—l'huile de noisette en parfumerie, — l'huile des crucifères, de colza et de navette pour l'éclairage.

810. D. Quelles sont les huiles qu'on retire des euphorbiacées?

R. Ce sont les huiles de ricin et d'épurge (purgatives), et l'huile de croton tiglium (purgative, drastique, vésicante et rubéfiante).

811. D. Quelle est la composition des huiles d'une manière générale, — et leurs propriétés?

R. Elles sont composées de margarine et de stéarine dissoutes dans l'oléine. — Les huiles se figent en refroidissant, et une partie de la margarine n'est plus tenue en dissolution dans l'oléine et s'y dépose. Si l'on étale de l'huile sur du papier, elle laisse une tache grasse que la chaleur n'enlève pas.

812. D. Toutes les huiles figent-elles à la même température?

R. Non. — L'huile d'olive fige à 8° au-dessous de zéro, à moins qu'on ne l'ait mélangée avec l'huile d'œillette, auquel cas elle ne fige pas à cette température.

813. D. Qu'est-ce qui fait que certaines huiles sont colorées et odorantes?

R. Leur couleur et leur odeur sont dues aux acides gras qu'elles renferment.

814. D. Quelle est la densité de l'huile d'œillette — et de l'huile d'olive?

R. L'huile d'œillette a pour densité 0,925, — celle d'olive 0,917. Ces densités différentes serviront à faire reconnaître si on les a falsifiées.

815. D. A quel degré se décomposent les huiles?

R. A 300°, et en se décomposant elles donnent lieu au gaz d'éclairage C^4H^4.

816. D. Que deviennent les huiles exposées à l'air ?

R. Elles s'oxydent et rancissent, et leurs principes gras, margarine, oléine, sont transformés en acides margarique, oléique, volatile.

817. D. Toutes les huiles se rancissent-elles à l'air ?

R. Non. — Les unes se dessèchent en s'oxydant à l'air : ce sont les huiles siccatives, huiles d'œillette, de lin, de chènevis, de ricin, de noix ; — les autres ne se dessèchent pas à l'air : ce sont celles de colza, d'olive, de noisette, de faîne, d'amandes.

818. D. Que deviennent les huiles dans l'économie ?

R. Elles brûlent dans les capillaires, et sont changées en eau et en acide carbonique. Aussi les nomme-t-on aliment respiratoire, à cause de l'augmentation de chaleur animale qu'elles donnent à l'économie.

819. D. Le sucre est-il un aliment respiratoire comme les corps gras ?

R. Non, parce qu'il donne, en brûlant dans l'économie, du charbon et de l'eau, et que le charbon seul donne de la chaleur, tandis que l'eau n'en donne pas ; ainsi : $C^{12}H^{12}O^{12}$ sucre en brûlant $= C^{12}$ du charbon $+ 12HO$ de l'eau sans chaleur, — tandis que les corps gras en brûlant donnent du charbon et de l'hydrogène. Or le charbon en brûlant donne 8,000 unités de chaleur, et l'hydrogène 34,500; la chaleur que donnent les corps gras en brûlant est donc 4 fois plus grande que celle que donne le sucre ; la composition d'un corps gras et la réduction en eau, carbone et hydrogène en est une preuve évidente ($C^{40}H^{40}O^{8}$ corps gras en brûlant donne $8HO = C^{40} + H^{32}$).

820. D. Pourquoi est-on moins gras au sortir de l'hiver ?

R. Parce qu'on a brûlé sa graisse pendant l'hiver pour conserver sa température. — Cette calorification, produite par la combustion de la graisse, nous explique aussi pourquoi les Esquimaux absorbent tant d'huile.

821. D. Quelle est l'action des corps oxydants acides azotique et azoteux, sur les huiles non siccatives ?

R. C'est de les solidifier. — Tandis que les corps oxydants ne solidifient pas les huiles siccatives, — les alcalis changent les huiles non siccatives en *élaïdine*.

822. D. Quelle est l'action des corps dissolvants sur les huiles ?

R. Elles sont insolubles dans l'eau, un peu solubles dans l'alcool, solubles dans la benzine, l'éther et les essences.

823. D. Que se passe-t-il si l'on met du soufre,

du phosphore, du chlore, du brome, de l'iode dans de l'huile?

R. Le soufre et le phosphore sont dissous,— le chlore, le brome et l'iode sont absorbés par l'huile qui les substitue à une partie de son hydrogène.

824. D. Comment obtient-on la saponification de l'huile?

R. Par l'action de l'acide sulfurique, on obtient ainsi le dédoublement de l'huile en glycérine et en acides gras; l'acide sulfurique se combine à la glycérine pour donner l'acide sulfo-glycérique, et à l'oléine pour donner l'acide sulfo-oléique; on obtient encore la saponification de l'huile par les bases soude et potasse.

HUILE ESSENTIELLE OU VOLATILE.

825. D. Qu'est-ce qu'une huile essentielle ou volatile? Comment la distingue-t-on des huiles fixes?

R. C'est une substance liquide, oléagineuse, volatile, aromatique, qui fait sur le papier une tache transparente disparaissant complétement par la chaleur parce qu'elle est volatilisée, — tandis que les huiles fixes ne sont pas volatilisées.

826. D. Comment obtient-on les huiles essentielles?

R. En exposant les plantes à la vapeur d'eau, qui volatilise et entraîne l'essence dans un récipient. Pour se débarrasser de l'eau entraînée, on abandonne le liquide sur la chaux vive, et on le distille sur du chlorure de calcium. — On prépare encore les huiles essentielles, comme le zeste de citron, par expression en le soumettant à la presse, et l'on obtient ainsi une couche d'eau et une couche d'huile essentielle; on transvase pour les séparer. — On prépare encore les huiles essentielles par l'intermédiaire de l'huile d'amandes douces; ce sont celles de jasmin, de rose. — Pour cela, on met des couches de pétales de rose ou de jasmin entre des feuilles d'ouate imprégnées d'huile; l'huile dissout l'essence et l'on distille.

ESSENCES ET VERNIS.

827. D. Comment se développent les essences d'amandes amères et de moutarde?

R. Par fermentation, puis ensuite par distillation.

828. D. Quelle est la propriété physique des essences?

R. Elles ont une odeur forte, elles sont incolores, liquides, excepté le camphre, sans odeur dans le vide, parce qu'elles ne peuvent s'oxyder; elles coagulent l'albumine, sont peu solubles dans l'eau, solubles dans l'alcool et l'éther; elles dissolvent les résines, les huiles, les corps gras, le caoutchouc, le soufre, le phosphore et l'iode; elles brûlent à l'air libre avec une flamme fuligineuse en donnant beaucoup de noir de fumée.

829. D. Que deviennent les essences exposées à une basse température. — Que sont-elles chimiquement?

R. Exposées à l'air elles se congèlent et laissent déposer le stéroptène, espèce de camphre, et un liquide huileux, oléoptène; — les essences sont donc composées de plusieurs principes qui se dissolvent réciproquement, elles sont donc des mélanges.

830. D. A quelle température les essences entrent-elles en ébullition?

R. A 150°, et cela sans se décomposer.

831. D. Que deviennent les essences à l'air?

R. Elles s'oxydent et se résinifient, et il se forme une sorte de térébenthine.

832. D. Que donnent les essences hydrocarbonées, les térébenthines, avec l'acide chlorydrique gazeux?

R. Elles donnent le camphre solide artificiel et du camphre liquide, l'oléiline de térébenthine.

833. D. Que deviennent les essences en présence de l'acide sulfurique et de l'acide azotique?

R. L'acide sulfurique concentré les carbonise en se combinant avec elles, et il y a développement de chaleur; — l'acide azotique les enflamme et donne lieu à une explosion, et il en est de même si l'on ajoute l'acide sulfurique à l'acide azotique.

834. D. D'après quel principe les essences sont-elles plus solubles dans l'alcool et l'éther que dans l'eau?

R. D'après ce principe que les corps se dissolvent d'autant mieux qu'ils se ressemblent plus.

835. D. Les essences sont-elles plus denses que l'eau?

R. En général elles sont moins denses, toutefois il faut excepter celles d'orange, d'amandes amères, de citron, qui sont plus lourdes

836. D. Les essences sont-elles lévogyres ou dextrogyres?

R. Elles sont lévogyres excepté celles d'orange.

837. D. Quels sont les usages des essences?

R. Elles servent en peinture pour vernir, — en teinture pour dégraisser, — en médecine comme stimulantes et antispasmodiques.

838. D. Combien y a-t-il d'espèces d'essences?

R. Trois: 1° les essences *hydrocarbonées*, telles que la térébenthine, celle de sabine, de genévrier, de cubèbe, de citron, d'orange, de copahu ($C^{20}H^{16}$); — 2° les essences *oxy-*

drocarbonées ou oxygénées, telles que le camphre, l'essence d'amandes amères, de cannelle, de valériane, — les essences des labiées, de lavande, de menthe, de mélisse, de romarin; — celles des ombellifères, telles que celles d'angélique et d'anis; — celles des corimbifères, telles que celles de rue, de camomille, d'absinthe, d'armoise, qui ont toutes pour formule $C^{20}H^{16}O^{2}$; — 3° les essences *sulfurées*, celles d'ail, d'oignon, d'échalote, d'assa fœtida, de cresson, de radis, de choux, qui ont toutes un radical commun qu'on trouve dans l'ail (l'allyl) $C^{6}H^{5}$; ce radical est sulfuré dans l'essence d'ail qui est un sulfure d'allyl, $C^{6}H^{5}S$, il est sulfuré et azoté dans l'essence de moutarde qui est un sulfo-cyanure d'allyl $C^{6}H^{5}CYS^{2}$.

839. D. Qu'est-ce qu'un vernis? — Combien y en a-t-il d'espèces?

R. Un vernis est une substance composée de résine dissoute soit dans l'alcool, soit dans l'essence; de là deux espèces de vernis, l'un à l'alcool, l'autre à l'essence. — Le vernis à l'essence est préférable au vernis alcoolique, parce qu'il sèche moins vite et se fendille moins.

TÉRÉBENTHINE.

840. D. Comment obtient-on l'essence de térébenthine?

R. Elle s'obtient par la distillation de la térébenthine avec de l'eau ;—l'essence distille et le résidu est la colophane ; — l'on agit de même pour obtenir les essences hydrocarbonées de copahu, de cubèbe, d'orange.

841. D. Comment obtient-on la térébenthine?

R. En faisant des incisions dans l'écorce du tronc de diverses espèces de pins (*pinus maritima, pinus larix*) ; la matière qui s'en écoule contient de l'essence et de la résine; on se débarrasse de l'essence en exposant la térébenthine au soleil ou à la chaleur d'une étuve.

842. D. Combien y a-t-il d'espèces de térébenthine?

R. Trois, il y a la térébenthine de Bordeaux, qui provient du *pinus maritima*, celle de Venise, du *pinus picca*, celle des Vosges, du *pinus larix*.

CAMPHRE

843. D. Qu'est-ce que le camphre chimiquement, — et comment l'obtient-on?

R. C'est un oxyde des essences hydrocarbonées $C^{10}H^{16}O^{2}$, il est soluble dans l'alcool, l'éther, l'acide acétique ; — on l'obtient en distillant avec de l'eau le bois du camphrier (*laurus camphora*), dans un alambic dont le chapiteau est plein de paille sur laquelle le camphre se dépose. — Pour le purifier, on le mêle avec de la chaux vive et du charbon dans une bouteille à fond plat, on chauffe légèrement et le camphre se condense dans la partie refroidie de l'appareil.

ESSENCE D'AMANDES AMÈRES — AMYGDALINE — ACIDE BENZOÏQUE — ESSENCE DE CANNELLE — ESSENCE DE MOUTARDE.

844. D. Qu'est-ce que l'essence d'amandes amères chimiquement, et quelle est sa formule?

R. L'essence d'amandes amères a pour formule $C^{14}H^{6}O^{2}$. D'autres chimistes la considèrent comme un hydrure de benzoïle; le benzoïle étant un radical qui a pour formule $C^{14}H^{5}O^{2}$, l'essence, dans ce système, aurait pour formule $C^{14}H^{5}O^{2},H$. Maintenant, si l'on remplace l'hydrogène de l'hydrure de benzoïle par du chlore ou du brome, l'on a un chlorure, un bromure de benzoïle ou essence d'amandes amères chlorurée $C^{14}H^{5}O,Cl$ bromuré $C^{14}H^{5}O^{2}$, br.

845. D. Qu'arrive-t-il si l'on expose l'essence d'amandes amères à l'air?

R. On la convertit en acide benzoïque qui ne diffère de l'essence d'amandes amères que par deux molécules d'oxygène de plus $C^{14}H^{6}O^{2}$ essence $+ O^{2} = C^{14}H^{6}O^{4}$ acide benzoïque.

846. D. Peut-on comparer chimiquement l'essence d'amandes amères a un aldéhyde.

R. Oui, en effet : l'aldéhyde d'alcool de vin

pour devenir un acide gras prend 2 molécules d'oxygène $C^4H^4O^2$ aldéhyde $+O^2$ $=C^4H^4O^4$ acide gras, acide acétique; il en sera de même pour l'essence d'amandes amères $C^{14}H^6O^4+O^2$ acide benzoïque.

847. D. Quelles sont les propriétés physiques de l'essence d'amandes amères ?

R. Cette essence est liquide, incolore, transparente, a une odeur d'acide prussique, bout à 180° et a pour formule $C^{14}H^6O^2$; elle se transforme à l'air en acide benzoïque en absorbant 2 molécules d'oxygène.

848. D. Quel est son emploi ?

R. En parfumerie. Aujourd'hui elle est remplacée par la nitrobenzine qu'on retire à peu de frais de l'huile de goudron.

849. D. Comment prépare-t-on l'essence d'amandes amères ?

R. En distillant avec de l'eau les tourteaux d'amandes amères ou les feuilles de laurier-cerise, il se forme alors par fermentation de l'amygdaline en présence de l'émulsine ou synaptase qui est un ferment 1° de l'essence d'amandes amères, 2° de l'acide benzoïque, 3° de l'acide cyanhydrique; pour en séparer l'essence d'amandes amères, l'on distille ce mélange après avoir ajouté du chlorure de fer et de l'hydrate de chaux.

850. D. Comment est l'amygdaline, quelle est sa formule ?

R. Elle est en paillettes soyeuses, soluble dans l'alcool bouillant et dans l'eau ; sa formule est $C^{40}H^{27}AZO^{22} + 6Aq$.

851. D. Comment prépare-t-on l'acide benzoïque hydraté ou ordinaire ?

R. Soit par oxydation de l'essence des amandes amères, — ou bien on le retire de l'urine des herbivores sous forme d'acide hypurique, — ou bien on le retire de la résine de benjoin, en faisant bouillir cette substance avec l'eau de chaux, filtrant la liqueur bouillante, la décomposant après refroidissement par l'acide chlorhydrique, recueillant le dépôt blanc et le sublimant ; — on obtient encore l'acide benzoïque en chauffant le benjoin et recueillant le produit volatil.

852. D. Comment se présente l'acide benzoïque ? — Quelles sont ses propriétés et sa formule ?

R. Il se présente en lances et en aiguilles soyeuses. — Il fond à 120°, il est soluble dans l'alcool et l'éther, très-peu dans l'eau, sa formule est ($C^{14}H^{5}O^{3}HO$).

853. D. Que devient l'acide benzoïque dans l'économie ?

R. Il se change en acide hypurique que l'on retrouve dans l'urine des herbivores et qu'on transforme en acide benzoïque, comme nous l'avons dit plus haut.

854. D. Quels sont les principes que l'on retire de l'amgydaline par fermentation ?

R. De l'eau, de l'acide formique, du sucre et de l'acide prussique.

855. D. Comment obtient-on l'essence de cannelle? — Exposée à l'air que devient-elle, — quelle est sa formule ?

R. Elle s'obtient par distillation ; — exposée à l'air elle s'empare de 2 molécules d'oxygène comme l'essence d'amandes amères et se change en acide cyanique ; — sa formule est $C^{18}H^{8}O^{2}$.

856. D. Quelles sont les essences oxygénées qui sont des éthers composés ?

R. Ce sont les essences de poire, de pomme, d'ananas ; elles sont composées d'un acide et d'un méthyle $C^{14}H^{5}O^{5},C^{2}O^{3} = C^{16}H^{5}O^{8}$.

857. D. Sous quelles influence se développe l'essence de moutarde noire, — quelle est la formule des essences sulfurées ?

R. Cette essence, qui est un sulfocyanide d'allyle, qui par conséquent est sulfurée et azotée, se produit par la présence de la myrosine qui est un ferment qui transforme l'acide myronique, le principe fermentescible, en essence de moutarde ($C^{6}H^{5}CYS^{2}$). — Les autres essences sulfurées, telles que celle d'ail par exemple, ont toutes pour radical constant l'allyl (C^6H^5)+S du soufre.

RÉSINES ET TÉRÉBENTHINE.

858. D. Quelles sont les propriétés des résines, — en quoi diffèrent-elles des essences, — comment se forment-elles ?

R. Elles sont solides, inodores, insolubles dans l'eau, solubles dans l'alcool, les huiles et les essences — et elles sont combustibles, — elles ne diffèrent chimiquement des essences que parce qu'elles contiennent de l'oxygène, — de plus elles se forment dans les plantes par l'oxydation naturelle des essences.

859. D. En combien de groupes divise-t-on les résines?

R. En quatre groupes, 1° les gommes-résines ; 2° les résines proprement dites ; 3° les térébenthines ; 4° les baumes.

860. D. Quelles sont les propriétés des térébenthines acides ?

R. Elles donnent avec les bases des savons résineux, car elles contiennent de l'acide sylvique, pinique, pimarique.

861. D. Qu'est-ce qu'une gomme-résine? — en citer quelques-unes.

R. C'est un mélange de gomme et de résine ; — la gomme se tire par incision des herbacées, des ombellifères : assa fœtida, galbanum, gomme ammoniaque, opopanax, toutes gommes-résines fétides,— la myrrhe, l'encens, gommes-résines aromatiques, — la scammonée, gomme-gutte, gommes-résines purgatives.

862. D. De quoi sont formées les résines proprement dites, — comment les obtient-on, — quelles sont-elles ?

R. Elles ne sont formées que de résine et renferment très-peu d'essence; — on les obtient soit en incisant les arbres, soit en traitant le bois par l'alcool, — telles sont les résines de jalap, de rhubarbe, purgatives, celles de gaïac, sudorifiques, celles de poix de Bourgogne, de succin, de laque.

863. D. Qu'est-ce qu'une térébenthine ou oléorésine, — et combien y en a-t-il d'espèces ?

R. C'est une oléorésine, c'est-à-dire un mélange d'essence et de résine molle, tenue en dissolution par l'essence, découle du pin, térébenthine de Bordeaux, des sapins abies, térébenthine de Strasbourg, du mélèze, térébenthine de Venise, — l'on range encore parmi les térébenthines, ou oléorésines, le baume de La Mecque et celui de copahu.

864. D. Quelle est celle de ces trois térébenthines qui contient le plus d'essence ?

R. C'est celle de Strasbourg, elle en renferme 33/100.

BAUME.

865. D. Qu'est-ce qu'un baume, — quels sont les différents baumes et que renferment-ils?

R. C'est un mélange naturel de résine et d'essence qui renferme de l'acide benzoïque ou cinnamique ; — ainsi le benjoin renferme de l'acide benzoïque, — le baume de Tolu contient de l'acide cinnamique — le baume du Pérou, le styrax renferment les deux acides.

CAOUTCHOUC — GUTTA PERCHA.

866. D. Le caoutchouc est-il une essence ou une résine ?

R. Non, il n'est ni une essence ni une résine, mais c'est une sécrétion neutre qui par sa nature doit être placée à la suite des essences et des résines ; il en est de même de la gutta percha.

867. D. D'où retire-t-on le caoutchouc ?

R. Du suc de plusieurs euphorbiacées, en pratiquant des incisions sur le ficus elastica, ou le siphonia cahucha, plantes du Brésil, de Java et de la Havane. Le caoutchouc s'écoule par ces incisions sur de petites bouteilles arrondies que l'on casse ensuite quand il est durci et moulé dessus en forme de poires creuses.

868. D. Quelles sont les propriétés et la formule du caoutchouc ?

R. Il est solide, blanc quand il est pur, élastique. Quand on le chauffe, les morceaux se collent ensemble, il devient dur au-dessous de zéro; chauffé à la vapeur d'eau à 120°, il s'agglutine, il est visqueux à 150°, il fond à 200°, alors il est huileux et brun; à 230° il brûle avec une flamme lumineuse si l'on y met le feu; — sa formule est C^8H^7.

869. D. Quelles sont les propriétés chimiques du caoutchouc ?

R. Il se dissout dans l'alcool, l'éther, le chloroforme, les essences éthérées, la benzine, le sulfure de carbone, l'essence de térébenthine.

870. D. Comment vulcanise-t-on le caoutchouc ?

R. Avec l'essence de térébenthine ou le sulfure de carbone, ou bien encore en le chauffant à 160° avec le soufre.

871. D. Quelles sont les propriétés du caoutchouc vulcanisé ?

R. Il est sec, dur, fragile, ou au contraire il est plus souple, plus élastique, et alors il ne subit plus de changements par les différentes températures de froid et de chaleur, — c'est ce caoutchouc qui sert dans l'industrie.

872. D. Qu'est-ce que la gutta percha ? quelle est sa composition ?

R. C'est une substance analogue au caoutchouc qui nous vient de Malacca, — elle contient trois principes immédiats, la gutta, l'albane, la fluavile, elle a la même composition élémentaire que le caoutchouc C^4H^7, elle est blanche quand elle est pure.

873. D. En quoi la gutta diffère-t-elle du caoutchouc ?

R. Elle est plus dure à froid et plus cassante, plus molle à chaud et à toutes les températures, elle est moins élastique à 100°, elle se pétrit facilement et conserve après le refroidissement la forme qu'on lui a donnée à chaud.

SALICINE ET POPULINE.

874. D. Qu'est-ce que la salicine — et comment s'obtient-elle, — quelle est sa formule ?

R. C'est une substance neutre que l'on obtient en faisant bouillir l'écorce de saule dans de l'eau avec du sous-acétate de plomb que l'on précipite par l'acide sulfurique; après avoir filtré, l'on évapore, et la salicine précipite sous forme d'aiguilles blanches, amères et neutres.

875. D. Quelles sont les propriétés chimiques — et la formule de la salicine ?

R. Elle est insoluble dans l'éther, soluble en toutes proportions dans l'eau bouillante, l'alcool et dans vingt parties d'eau froide; — bouillie avec l'acide chlorhydrique ou sulfurique, elle se dédouble en glycose et salirétine, après s'être assimilé deux molécules d'eau; la salirétine est une substance résineuse, la salicine a pour formule $C^{26}H^{18}O^{14}$.

876. D. Qu'est-ce que la populine?

R. C'est un principe neutre, cristallisable en aiguilles, qu'on extrait en faisant bouillir les feuilles et l'écorce du peuplier; — elle est soluble dans l'alcool et l'acide acétique.

GÉNÉRALITÉS SUR LA SYNTHÈSE ORGANIQUE.

877. D. En quoi consiste la synthèse organique?

R. A réunir les principes organiques, ternaires ou quaternaires, et à les grouper de manière à reconstituer les organismes vivants.

878. D. Qu'appelle-t-on principes immédiats en chimie organique? — Donner des exemples de ces principes.

R. Un principe immédiat est une substance qui offre toujours les mêmes propriétés, quel que soit le végétal ou l'animal qui l'a fournie, et dont on ne peut séparer plusieurs sortes de matières, sans en altérer la nature et la constitution; — les principes immédiats organiques sont les gommes, les essences, les sucres, les résines, la caséine, la fibrine, l'albumine, l'amandine, l'urée, la gélatine.

879. D. Donner un exemple de synthèse organique animale, ainsi celle du lait ?

R. Pour faire cette synthèse, il faudrait de la fibrine, de l'albumine, de la lactine, de la caséine et des sels de phosphate de soude, de chaux, de magnésie, du chlorure de potassium, de sodium, de la margarine stéarine, dans des proportions déterminées.

PRINCIPES ORGANISÉS QUI FORMENT LA CHARPENTE DES PLANTES. — PRINCIPES ORGANIQUES QU'ELLES RENFERMENT.

880. D. Comment appelle-t-on, dans une plante, le principe organisé qui forme les cellules, les vaisseaux et les fibres, en un mot la charpente de la plante ?

R. C'est la cellulose, dont la formule est $C^{12}H^{10}O^{10}$.

881. D. Quelles sont les matières organiques qui sont contenues dans la plante et qui sont des hydrates de carbone seulement ?

R. 1° la gomme $C^{12}H^{11}O^{11}$; 2° le suc des fruits $C^{12}H^{12}O^{12}$.

882. D. Quelles sont les matières organiques qui sont contenues dans la plante et qui sont de l'hydrate de carbone, plus de l'oxygène ?

R. L'acide pectique $C^{64}H^{48}O$, l'acide tannique $C^{18}H^{8}O^{12}$, l'acide tartrique $C^{8}H^{6}O^{12}$;

tous ces acides sont des hydrates de carbone, plus de l'oxygène.

883. D. Quels sont les principes organiques que l'on trouve dans la plante et qui équivalent à des hydrates de carbone, avec excès d'hydrogène ?

R. Les matières grasses et résineuses qui sont hydrogénées, margarine $C^{40}H^{40}O^{8}$, la résine de térébenthine ou colophane $C^{40}H^{30}O^{2}$.

884. D. Quels sont les principes organiques que l'on trouve dans la plante et qui contiennent un excès d'hydrogène avec de l'azote ?

R. Les alcaloïdes et les albuminoïdes, exemple : quinine $C^{38}H^{22}AZ^{2}O^{4}$, la protéine $C^{9}H^{7}AZO^{3}$.

COMMENT LA CELLULOSE SE FORME-T-ELLE DANS LES PLANTES ET COMMENT LES PRINCIPES ORGANIQUES SE FORMENT-ILS ?

885. D. Comment le principe organisé appelé cellulose, qui forme la charpente de la plante, et les principes organiques que la cellulose renferme se forment-ils d'une manière générale ?

R. Au moyen de trois aliments binaires, l'eau HO, l'acide carbonique CO^{2} et l'ammoniaque AZH^{3}, qui avec l'acide carbonique forme le carbonate d'ammoniaque CO^2AZH^3.

886. D. Avec quoi la plante forme-t-elle ses principes, soit organiques, soit organisés non azotés, tels que graisse, résine, camphre?

R. Avec l'eau et avec l'acide carbonique HO et CO^2 qu'elle absorbe, soit par ses racines, soit par ses feuilles, sous l'action de la lumière électrique ou du soleil.—La chlorophyle, ou partie verte des feuilles, décompose par catalyse l'acide carbonique et l'eau, et exhale l'excès d'oxygène, et ne garde que la quantité d'oxygène, d'hydrogène et de carbone nécessaire pour former un hydrate de carbone avec excès d'hydrogène; telle est l'origine des aromates, des parfums, des graisses, des résines, du camphre.

887. D. Quelle réaction se passe-t-il quand la plante fabrique de la fécule, de la cellulose ou du sucre, en un mot des matières hydrocarbonées?

R. Pour fabriquer soit du sucre, soit de la cellulose, elle ne se sert que d'eau et d'acide carbonique $C^{12}O^{24}+H^{10}O^{10}=O^{24}$ qui se dégage $+C^{12}H^{10}O^{10}$ cellulose qui s'est formée par le dégagement de l'oxygène — pour faire du sucre $C^{12}O^{24}+H^{12}O^{12}=O$ qui se dégage $+C^{12}H^{12}O^{12}$ le sucre qui s'est formé par le dégagement de 24 molécules d'oxygène.

888. D. Qu'arrive-t-il aux plantes qui croissent à l'ombre ou dans les pays froids?

R. Elles produisent des matières oxygénées acides, ainsi $C^8O^{16}+H^6O^6=O^{10}+C^8H^6O^{12}$ acide tartrique qui a une fois plus d'oxygène que d'hydrogène.

889. D. Dans quels climats se produisent les alcaloïdes et les matières hydrocarbonées avec excès d'hydrogène?

R. Dans les pays chauds : c'est en effet là où se produisent les graisses, les huiles d'olive, la morphine, l'opium, les parfums et les alcaloïdes.

890. D. Comment se forme la molécule protéique ou albuminoïde (réaction)?

R. $C^9O^{18}+AZH^3+H^4O^4=C^9$ (H^7AZO^3 molécule protéique).

891. D. Quels sont les cinq éléments qui constituent un animal à son complet développement?

R. Le sang, la graisse, les muscles, les nerfs et les tissus gélatigènes.

COMPOSITION DU SANG, GLOBULES, PLASMA, GLOBULINE, FIBRINE, ALBUMINE.

892. D. Quelle est la composition du sang?

R. Il se compose d'un liquide incolore, plasma, et de globules organisées et colorées chez les vertébrés seulement. Le sang est composé, sur 1000 gr., de 127 gr. de globules, de 3 gr. de fibrine, de 70 gr. d'albumine, de 790 gr. d'eau, de 10 gr. de sels.

893. D. Quels sont les principes d'assimilation que contient le sang?

R. L'albuminose, la glucose, les matières grasses neutres, de la substance nerveuse, des oléates et margarates alcalins, du fer, du chlorure de sodium, du carbonate et du phosphate de chaux pour les os, du chlorure de potassium pour les muscles.

894. D. Quels sont les principes de désassimilation que contient le sang?

R. La biliverdine, l'urée, la créatine, les urates, sudorates, la cholestérine, l'acide lactique, carbonates, phosphates, sulfates, l'acide oxalique, du chlorure terreux, des gaz. — Le sang contient aussi des principes sucrés, gras, albuminoïdes; — mais les trois principes constitutifs du sang sont l'albumine, la fibrine et les globules.

895. D. De quoi sont formés les globules du sang?

R. De deux principes, 13/100 de globuline qui constitue l'enveloppe et 87/100 d'albumine liquide qui constitue la partie liquide du globule. — La globuline contient l'hématosine, matière colorante;

elle contient aussi des gaz oxygène, hydrogène, acide carbonique, azote.

896. D. Quelle est la propriété de la globuline?

R. Elle se dissout dans l'alcool bouillant, et c'est ainsi qu'on la sépare de l'hématosine.

897. D. Comment obtient-on l'hématosine, et que renferme-t-elle ?

R. On l'obtient au moyen de l'acide sulfurique alcoolisé et de l'éther; — elle cristallise en tubes rouges à reflets verdâtres, elle a les mêmes éléments que les albuminoïdes, mais elle contient en plus 7/100 de fer.

898. D. Combien un individu a-t-il de kilogrammes de sang, et dans ce sang, combien y a-il de fer ?

R. 15 kilogrammes de sang pour chaque individu en moyenne, et dans ce sang 2 grammes 50 centigrammes de fer.

899. D. Comment est la fibrine dans le sang?

R. A l'état de dissolution, mais dès que le sang s'arrête, elle se coagule, emprisonne les globules et constitue le caillot ou cruor.

900. D. Comment est la fibrine en dehors de la circulation? — Comment l'obtient-on? Comment la dose-t-on?

R. Elle est d'un blanc grisâtre quand elle est coagulée, demi-solide, élastique. — On l'obtient à part en battant le sang avec des verges de bouleau, elle s'attache au bois. — Pour avoir son poids on la détache, on la lave avec de l'eau contenant du sulfate de soude qui lui enlève les globules, on la sèche et on la pèse.

901. D. Comment dose-t-on les globules?

R. En filtrant, puis en dosant.

902. D. Comment dose-t-on l'albumine?

R. L'on soumet le sérum du sang à la chaleur pour coaguler l'albumine, puis l'on pèse.

COMPOSITION DE LA SUBSTANCE NERVEUSE.

903. D. Quelle est la composition de la substance nerveuse?

R. 88/100 d'eau, 7/100 d'albumine, 5/100 de substances grasses, riches en phosphore, oléine, margarine, oléates, margarates de soude, oléophosphates, cérébrate de soude, et des principes albuminoïdes phosphorés.

PROPRIÉTÉS DU SANG.

904. D. A quoi le sang doit-il 1° sa saveur salée; 2° son odeur de sueur; 3° sa réaction alcaline?

R. Le sang doit sa saveur salée au chlorure de sodium, — son odeur aux acides volatils gras odorants, — sa réaction alcaline aux carbonates de potasse et de soude.

905. D. Comment distingue-t-on l'albumine du sang de celle du blanc d'œuf?

R. Celle du sang s'organise moins facilement au battage que celle de l'œuf, elle ne se coagule pas dans le sang et reste dans le sérum.

906. D. Quelle différence de composition y a-t-il entre le sérum du sang et le plasma?

R. Le sérum contient de l'eau, de l'albumine, des sels et de l'extractif, mais il ne contient pas de fibrine comme le plasma.

907. D. Qu'est-ce que la couenne inflammatoire, et d'où provient-elle?

R. C'est une couche grise de fibrine qui est à la surface du caillot; elle résulte de la coagulation de la fibrine qui s'est faite lentement après que les globules se sont précipités.

908. D. Quelle différence y a-t-il entre la fibrine du sang artériel et celle du sang veineux?

R. La fibrine du sang artériel ne se dissout pas quand on la triture avec du nitrate de potasse, tandis que la fibrine du sang veineux s'y dissout parce qu'elle est très-fluidifiable.

MALADIES QUI MODIFIENT LA COMPOSITION DU SANG.

909. D. Dans quelles maladies l'albumine diminue-t-elle dans le sang?

R. Dans la maladie de Bright, dans les hydropisies et les cachexies.

910. D. Dans quelles maladies la fibrine augmen-

te-t-elle et dans quelles maladies diminue-t-elle dans le sang ?

R. Elle augmente dans les inflammations, — elle diminue dans les pyrexies, fièvres typhoïdes, fièvres éruptives.

911\. D. Dans quelles maladies les globules rouges augmentent-ils et dans quelles maladies diminuent-ils?

R. Ils augmentent dans la pléthore et diminuent dans les cachexies.

912\. D. Dans quelles maladies les globules blancs, leucocythes, augmentent-ils.

R. Dans la leucocythémie; dans les maladies de la rate le sérum du sang est laiteux.

ACIDES CÉRÉBRAUX.

913\. D. Quels sont les acides que renferme la substance cérébrale ?

R. 1° L'acide oléophosphorique, huileux, soluble dans l'éther et l'alcool bouillant, brûlant et laissant un charbon riche en acide phosphorique. 2° L'acide cérébrique.

SUBSTANCE MUSCULAIRE — OSMAZOME, CRÉATINE, ACIDE INOSIQUE.

914\. D. Que renferme la substance musculaire?

R. Elle renferme des fibres proprement dites, de l'extractif de viande ou osmazome ; en outre elle contient comme substance étrangère du tissu adipeux cellulaire ou

4

conjonctif gélatigène — des nerfs — des vaisseaux.

915. D. De quoi se compose la fibre des muscles?

R. D'une enveloppe amorphe myolemme ou sarcolemme dans laquelle se trouvent les fibriles, sphéroïdes soudés bout à bout en forme de grains de chapelet, c'est là ce qui donne aux muscles la forme striée; la partie constituante de la fibrile est la musculine.

916. D. En quoi la musculine ou fibrine des muscles diffère-t-elle de la fibrine du sang?

R. En ce qu'elle se dissout dans l'eau et l'acide chlorhydrique, ce qui n'arrive pas à la fibrine du sang qui se transforme dans ce cas en masse gélatineuse.

917. D. Par quoi est constitué l'extrait de viande ou osmazome ?

R. 1° Par de la créatine, 2° par l'acide inosique, 3° par des lactates phosphates chlorhydrates alcalins.

918. D. Quelle est la formule de la créatine, — comment l'obtient-on, — quelles sont ses propriétés chimiques ?

R. 1° La formule de la créatine est $C^8H^{11}AZ^3 O^6$ — 2° on l'obtient en faisant une infusion de muscles dans l'eau et en évaporant dans le vide; la créatine ou osmazome se dépose en cristaux blancs inodores, insipides, neutres, solubles. — 3° La créatine est soluble dans l'alcool, les acides et les alcalis, à moins qu'ils ne soient concentrés.

919. D. Quelle réaction se passe-t-il, si l'on soumet la créatine à l'acide sulfurique?

R. Il se forme de la créatinine ($C^8H^{11}AZ^3O^6$ créatine — H^4O^4 de l'eau = $C^8H^7AZ^3O^2$ créatinine qui est blanche et cristalline).

920. D. 1° Quelle est la formule de l'acide inosique? — 2° comment l'obtient-on? — 3° Quelles sont ses propriétés?

R. 1° L'acide inosique a pour formule : C^{10}-$H^6AZ^2O^{10}$— 2° Il s'obtient en précipitant l'eau mère de la créatine par l'alcool. — 3° Il se présente sous forme de cristaux blancs, solubles dans l'eau, insolubles dans l'alcool. — Il a un goût de houblon, et quand on le jette sur des charbons il répand une odeur de viande rôtie.

921. D. Comment l'acide inosique se produit-il dans le corps de l'animal?

R. L'acide inosique étant azoté dérive des principes albuminoïdes, c'est donc un produit de désassimilation des muscles; — plus l'animal agit, plus sa chair est riche en acide inosique qui se forme par l'usure des muscles.

SUBSTANCE GÉLATIGÈNE — OS.

922. D. Qu'appelle-t-on substance gélatigène et quelle est-elle?

R. L'on appelle substances gélatigènes toutes les matières qui par ébullition se transforment en gélatine, — telles sont les cartilages, le tissu élastique, les os, les tissus cellulaires et conjonctifs — les membranes séreuses, muqueuses — la peau — les aponévroses — les tendons et les ligaments.

923. D. Quelle est la composition des os?

R. 2/5 de principes gélatigènes et 3/5 de principes minéraux, et parmi ces 3/5 53/100 de phosphate de chaux et de magnésie, 10/100 de carbonate, de fluorure de calcium et chlorures alcalins.

924. D. Comment extrait-on la matière calcaire de l'os ?

R. En calcinant la matière organique des os on a la matière calcaire.

925. D. Comment extrait-on la matière gélatigène des os.

R. Au moyen de l'acide chlorhydrique, on dissout les sels de chaux et l'on a le cartilage ou gélatine avec quoi l'on fait la colle.

926. D. En quoi la gélatine diffère-t-elle chimiquement de l'albumine?

R. Parce qu'elle ne contient ni phosphore ni soufre ($C^{18}H^{14}aZ^{2}O^{6} + S + ph + O^{21}$ albumine) = ($C^{13}H^{10}AZ^{2}O^{5}$ gélatine — $5CO^{2}$ — $4HO$ — SO^{3} — pho^{5}).

COMPOSITION DE L'OEUF.

927. D. Quel est le poids de l'œuf — et sa composition ?

R. L'œuf de poule pèse 60 grammes — 6 grammes de carbonate de chaux $CaoCo^2$ qui forment la coquille — 36 gr. d'albumine dont 31 gr. d'eau et 5 gr. d'albumine et de sels — 18 gr. de jaune d'œuf ou vitellus qui renferme 9 gr. d'eau — 6 gr. de vitelline et albumine ou principe fixe et 3 gr. d'huile d'œuf. L'huile d'œuf renferme de la matière grasse comme celle du cerveau, telles que matières grasses phosphorées, d'osmazome, matière colorante, ferrugineuse, azotée, des chlorures, des lactates et des phosphates.

928. D. Combien la poule a-t-elle d'ovaires et de trompes ?

R. Elle a un seul ovaire, une seule trompe et un oviducte.

929. D. Décrire les métamorphoses que subit l'œuf depuis l'ovaire jusqu'à l'expulsion du rectum.

R. Dans l'ovaire l'œuf n'est composé que du jaune, il descend dans l'oviducte et s'enveloppe d'albumine, puis dans le rectum il se recouvre de la coquille.

930. D. Que faut-il pour que l'œuf une fois expulsé se développe ?

R. Il faut qu'il soit incubé soit naturellement

soit artificiellement afin que le germe ait la chaleur nécessaire à l'entretien de la vie. L'œuf contient bien de la matière albuminoïde pour faire les muscles de l'animal, de la matière grasse pour faire la substance nerveuse, mais il manque de sucre pour produire la chaleur nécessaire à l'entretien de la vie, de là même la nécessité de l'incubation.

931. D. Les œufs sont-ils un aliment complet?

R. Non, puisqu'ils ne contiennent pas de sucre, il faut donc y ajouter, soit du sucre, soit du pain qui, à cause de sa fécule, se change en sucre.

932. D. Le lait est-il un aliment complet ?

R. Oui, parce qu'il contient trois choses indispensables à l'entretien de la vie : 1° de la matière azotée, albumine, caséine, pour les muscles ; 2° de la graisse pour les substances nerveuses ; 3° du sucre pour être brûlé, aussi est-ce un aliment exclusif.

LAIT, SA COMPOSITION.

933. D. Quelle est la composition du lait de vache sur 100 parties ?

R. Lactine ou sucre de lait, 4,3 ; beurre ou graisse margarine, butyrine, stéarine, 3,2; matière azotée, caséine, 3 ; albumine, 1,2; sels, 0,7; eau, 87,6; principes fixes, 1/8, et 7/8 d'eau.

934. D. En quoi le lait de femme diffère-t-il du lait de vache, et quelle est sa composition?

R. Il diffère du lait de vache, parce qu'il est plus sucré, qu'il contient plus d'acide lactique; —pour cent parties, lactine 7, beurre 3,8, matière azotée 1,6, sels 0,2, eau 87,4.

935. D. Quel est l'aliment qui domine dans le lait de brebis, de chèvre, des carnivores, des herbivores?

R. Dans le lait de brebis, c'est la graisse, — dans le lait de chèvre, c'est la caséine, — dans le lait des carnivores, c'est aussi la caséine, — dans le lait des herbivores, c'est le sucre.

936. D. Pourquoi le lait est-il blanc?

R. Parce qu'il contient le beurre en suspension.

937. D. Comment constate-t-on la pureté et la richesse du lait?

R. Au móyen du lactoscope.

938. D. Qu'est-ce que le lactoscope?

R. C'est un instrument composé de deux verres, entre lesquels on met du lait. — Si le lait est très-épais il ne laisse pas voir une bougie allumée à travers, — plus, au contraire, il faudra mettre du lait et écarter les deux verres, plus le lait sera faible en beurre.

939. D. Comment mesure-t-on la densité du lait?

R. Au moyen de l'aréomètre ou pèse-lait; si

l'on étend le lait de 1/2 d'eau, l'eau ayant pour densité 1,000 et le lait 1,030, l'aréomètre marquerait 1,015, et l'on constaterait la fraude.

940. D. Pourquoi a-t-il une réaction alcaline ?

R. A cause des carbonates alcalins et terreux qu'il renferme.

941. D. Pourquoi le lait devient-il acide et se coagule-t-il à l'air ?

R. Il devient acide parce que la lactine passe à l'état d'acide lactique, en présence des ferments organiques contenus dans l'air, et de la matière caséuse azotée qui donne vie au ferment ; — il se coagule parce que cette fermentation lactique donne lieu à la coagulation de la caséine.

942. D. Que devient le beurre pendant la fermentation lactique ?

R. Le beurre, qui n'était que suspendu, se sépare à mesure que la caséine se forme et monte à la surface où il forme le caillot.

943. D. De quoi est formé le sérum du lait ou petit-lait ?

R. D'eau, de sels, de lactine et d'acide lactique.

944. D. Dans quelle maladie ordonne-t-on le petit-lait, et pourquoi ?

R. Dans la scrofule, la phthisie, parce que le

petit lait est un aliment de chaleur, et qu'il contient des phosphates qui sont très-utiles.

945. D. Qu'est-ce que le crémomètre, et comment s'en sert-on?

R. C'est une éprouvette de verre graduée en 100 parties; pour s'en servir l'on abandonne le lait à 30° pendant vingt-quatre heures. — La fermentation lactique a lieu, la crème monte à la surface et occupe le dixième de la colonne, donc tout le lait dont la crème occupe la dixième partie du crémomètre n'a pas été écrémé, sans quoi il aurait été écrémé si elle occupait moins que la dixième partie.

946. D. Quelles sont les propriétés chimiques du lait, — et ses usages en toxicologie?

R. Il ne se coagule pas par les alcalis, parce que ceux-ci neutralisent l'acide lactique, — il se coagule par l'acide lactique et acétique, le tannin, les feuilles d'artichaut, le vinaigre, — il précipite les sels métalliques, — il se coagule par l'alcool, l'éther, les essences, le goudron et le chloroforme, ainsi que par le vin, — il est le contre-poison des acides et des sels métalliques.

LA SALIVE ET LA PTYALINE.

947. D. La salive sécrétée par les glandes sous-

maxillaires et les glandes parotides est-elle la même?

R. Non, la salive sécrétée par les glandes sous-maxillaires et les glandes sublinguales est plus visqueuse et a des propriétés chimiques qui la rendent propre à la gustation et à la déglutition, — la salive parotidienne est moins visqueuse et est destinée aux usages mécaniques de la mastication, — la salive mixte au contact de l'air produit la diastase salivaire.

948. D. De quoi est composée la salive, — quelle est sa réaction?

R. Elle est composée d'eau, de ptyaline, de phosphate de soude, de chlorures alcalins, de sulfocyanures de potassium, de magnésie combinée à une matière organique; la réaction de la salive est alcaline à cause de la chaux et de la potasse qu'elle contient.

949. D. Quel est le rôle de la salive au point de vue chimique?

R. C'est de transformer les matières amylacées en dextrine et en glycose par le moyen d'un ferment, la ptyaline, et de rendre ces matières assimilables.

950. D. Comment obtient-on la ptyaline, — quelles sont ses propriétés?

R. On filtre la salive, on la concentre par évaporation, l'on ajoute de l'alcool et l'on a un dépôt de substance azotée, la (*ptyaline*), — elle est visqueuse, soluble dans l'eau et incoagulable par la chaleur et les acides, ce qui la distingue de la fibrine, de l'albumine et de la caséine. Ces deux dernières étant coagulables et la première étant insoluble dans l'eau, — la ptyaline précipite par l'alcool ; — desséchée elle est blanche et amorphe.

SUC GASTRIQUE — PEPSINE.

951. D. Quelles sont les propriétés du suc gastrique, — quel est son principe actif?

R. C'est un liquide visqueux, à odeur fade, à saveur désagréable, à réaction acide qu'il doit à l'acide chlorhydrique, à l'acide lactique, aux phosphates acides de chaux, et à un acide libre ; — son principe actif est la pepsine.

952. D. Comment obtient-on la pepsine?

R. On obtient la pepsine en précipitant le suc gastrique par l'alcool ; on obtient un précipité blanc de matière animale qui est la pepsine, qui se redissout dans l'eau, — ou bien on la prépare avec la caillette de veau, que l'on fait infuser dans l'eau ; dans la liqueur on verse de l'acétate de plomb et l'on a une combinaison de pepsine et d'oxyde de plomb, que l'on soumet à un courant d'hydrogène sulfuré ; il se fait du sulfure de plomb, et la pepsine reste dissoute ; — on fait bouillir, on filtre et l'on évapore.

953. D. Quelles sont les propriétés physiques, chimiques et physiologiques de la pepsine ?

R. Elle est blanche, amorphe, soluble dans l'eau, non coagulable par la chaleur ni les acides, précipitée par l'acétate de plomb, par le tannin et l'alcool ; elle est l'élément actif du suc gastrique, car c'est elle qui transforme les matières azotées, albuminoïdes et gélatigènes en albuminose soluble et assimilable.

SUC PANCRÉATIQUE. — PANCRÉATINE.

954. D. Qu'est-ce que le suc pancréatique, — quelles sont ses propriétés ?

R. C'est un liquide visqueux, épais, alcalin, qui donne par l'alcool un précipité ou diastase pancréatique (*pancréatine,*) qui est le principe actif du suc pancréatique. — Le suc pancréatique digère les aliments amylacés, les aliments albuminoïdes et les aliments gras ; c'est le plus important des sucs digestifs, puisqu'il saponifie les graisses, saccharifie l'amidon, et rend solubles les albuminoïdes.

955. D. A quel moment le suc gastrique et le suc pancréatique sont-ils sécrétés ?

R. Le suc pancréatique est sécrété trois heures après l'ingestion des aliments, la sécrétion dure 7 à 8 heures, — et le suc gastrique est sécrété aussitôt que les aliments sont ingérés dans l'estomac et n'est point sécrété dans l'intervalle des digestions.

DIGESTION DE LA FÉCULE, DES ALBUMINOÏDES ET DES GRAISSES.

956. D. Par quoi sont digérés les trois aliments organiques, fécule, albumine et graisse?

R. La fécule est digérée par la salive (*ptyaline*), l'albumine par le suc gastrique (*pepsine*), et la graisse est émulsionnée par le suc pancréatique (*pancréatine*), par la bile et le suc intestinal.

FORMATION DE LA GRAISSE CHEZ LES ANIMAUX.

957. D. Avec quoi les animaux forment-ils de la graisse?

R. Avec les fécules transformées en sucre, cette action se passe dans le foie, le sucre arrive à l'état naissant et se transforme en graisse; — le foie fait encore le sucre hépatique aux dépens d'une portion de la matière albuminoïde et le transforme ensuite en graisse.

958. D. A quoi sert la graisse dans l'économie?

R. Elle sert à réparer le système nerveux et elle est enmagasinée dans l'économie sous forme de tissu adipeux, — elle est en partie brûlée par l'oxygène dans l'acte de la respiration, et donne lieu à de l'eau, de l'acide carbonique et de la chaleur.

959. D. Combien l'homme expire-t-il d'acide carbonique en vingt-quatre heures par les poumons?

R. Un kilogramme.

960. D. Comment la graisse s'élimine-t-elle de l'économie?

R. Elle s'élimine par l'acte de la respiration à l'état d'acide carbonique, — elle s'élimine à l'état de bile par le foie, — enfin par la peau à l'état de sueur.

961. D. A quelles maladies donne lieu la non-élimination de la graisse ?

R. A l'hépatite et à la lèpre.

ROLE DU SUCRE DANS L'ÉCONOMIE.

962. D. Où le sucre se rencontre-t-il dans l'économie ?

R. Dans les veines hépatiques, cave inférieure, cœur droit, artère pulmonaire ; au delà du poumon l'on ne rencontre plus de sucre parce qu'il s'est transformé en acide lactique, et sous l'influence des carbonates alcalins du sang il s'est changé en lactate.

963. D. Qu'arrive-t-il au sucre, quand il s'est transformé en lactates alcalins?

R. Il va dans les capillaires, où il est brûlé et transformé en acide carbonique, et ne eau pour faire de la chaleur.

RÔLE DES ALBUMINOÏDES DANS L'ÉCONOMIE.

964. D. Que deviennent les matières albuminoïdes dans l'économie ?

R. Elles sont transformées en albuminose soluble, puis ensuite elles sont introduites dans le sang et portées à tous les organes pour les réparer.

EXCRÉTIONS DE L'ÉCONOMIE. — BILE, — SUEUR, — URINE, — PUS.

965. D. Quelles sont les principales excrétions de l'économie ?

R. La bile, la sueur, l'urine et le pus.

966. D. A quel moment coule la bile dans le duodénum ?

R. Pendant la digestion.

967. D. Qu'est-ce que la bile. — à quoi sert-elle ?

R. C'est un liquide visqueux, filant, coloré en vert, odeur nauséabonde, saveur amère, — réaction tantôt alcaline, tantôt acide, tantôt neutre ; elle sert à dissoudre les graisses, à faire contracter l'intestin ; — si on l'évapore elle donne 13/100 de principes fixes, — elle attire l'humidité, elle est soluble dansl'alcool, l'éther ; soumise à l'acide nitrique, elle passe par toutes les couleurs du spectre.

968. D. A quoi sert le foie ?

R. Il a deux fonctions, il sécrète de la bile et du sucre, quand bien même les animaux ne seraient nourris qu'avec de la viande; mais le sucre ne se produit que sous l'influence du système nerveux, si l'on pique la moelle au bulbe rachidien, le sucre augmente.

969. D. Quelle est la composition de la bile ?

R. 1° de l'eau 85/100; 2° des sels, surtout des carbonates et des chlorures alcalins; 3° de la matière colorante *biliverdine*, composée de globules jaunes, verdâtres, azotés et ferrugineux qui proviennent de la désassimilation des globules sanguins; 4° de la *cholestérine* sous forme de cristaux rhomboïdes, celle-ci n'est pas dissoute, mais suspendue, et quand elle est en excès elle se dépose dans la vésicule et donne lieu aux calculs biliaires; 5° enfin la bile, abstraction faite des matières accessoires accidentelles qui l'accompagnent, n'est qu'une dissolution de deux sels à base de soude, le plus abondant est le cholate de soude, le moins abondant le choléate de soude.

970. D. Quels sont les deux acides qui préexistent dans la bile, et quelles sont leurs formules ?

R. C'est l'acide cholique ou glycocholique et l'acide choléique; la formule de l'acide cholique est $C^{52}H^{43}AZO^{12}+2HO$, la formule de l'acide choléique est $C^{52}H^{45}AZS^{2}O^{14}+H^{2}O^{2}$.

971. D. Comment obtient-on l'acide cholique ?

R. On l'obtient en précipitant la bile par l'acétate de plomb, il se fait un cholate de plomb qui, par l'acide sulfhydrique, donne un sulfure de plomb, et l'acide cholique est mis en liberté.

ACIDES CHOLIQUE ET CHOLÉIQUE, — GLYCOCOLLE, — THAURINE.

972. D. Quelles sont les propriétés de l'acide cholique?

R. Il est blanc, cristallisé, insoluble dans l'eau froide, soluble dans l'eau bouillante et dans l'alcool, insoluble dans l'éther; — avec les alcalis, il donne des cholates solubles de soude, tels qu'on les trouve dans la bile ; — chauffé avec la potasse l'acide cholique se dédouble en glycocolle et acide cholalique (réaction), $C^{52}H^{43}AZO^{12}+2HO=C^{4}H^{5}AZO^{4}$, glycocolle $+C^{48}H^{40}O^{10}$ acide cholalique; si l'action de la potasse se prolonge un certain temps, l'acide cholalique se change en dyslisine.

973. D. Quelle est la série de corps que l'acide cholique peut engendrer?

R. L'acide cholique engendre quatre corps : la glycocolle, l'acide cholalique, l'acide choloïdique, la dyslisine.

974. D. La série de corps est-elle la même quand

on soumet l'acide cholique à la potasse ou à l'acide sulfurique?

R. Oui, avec cette seule différence qu'avec la potasse, l'acide cholique donne l'acide cholalique, — tandis qu'avec les acides minéraux, elle donne l'acide choloïdique.

975. D. Comment obtient-on l'acide choléique, ce second acide qui préexiste dans la bile?

R. On l'obtient par le sous-acétate de plomb; il se fait un choléate de plomb dont on isole l'acide choléique par l'acide sulfurique.

976. D. En quoi l'acide choléique diffère-t-il de l'acide cholique?

R. En ce que, chauffé avec de la potasse, il se dédouble en acide cholalique et thaurine, au lieu de se dédoubler en acide cholalique et glycocolle $C^{52}H^{45}AzS^{2}O^{14} + H^{2}O^{2}$, acide choléique $= C^{48}H^{40}O^{10}$, acide cholalique $+ C^{4}H^{7}AzS^{2}O^{6}$, thaurine. Avec l'acide sulfurique, il se dédouble en acide choloïdique et thaurine; les séries cholique et choléique sont donc les mêmes; il n'y a de différence qu'entre le glycocolle et la thaurine.

977. D. Quelles sont les propriétés de la thaurine — et sa formule?

R. Elle est blanche, neutre, fixe, cristallise en hexaèdre; soluble dans l'eau, elle équivaut à de l'aldéhyde, à de l'acide sulfureux et à de l'ammoniaque. — Sa formule est $C^4H^7aZSO^2O^6$; elle se change en acide acétique, acide sulfureux et ammoniaque $C^4H^7aZS^2O^6 = C^4H^6O^2 + aZH^3 + 2SO^2$.

CALCULS BILIAIRES

978. D. Par quoi sont formés les calculs biliaires?
R. Ils sont formés de mucus et de cholestérine.

979. D. Comment obtient-on la cholestérine? — Quelle est sa propriété — et sa formule?
R. Pour l'obtenir, on fait bouillir le calcul biliaire avec de l'alcool; on filtre le liquide, et par refroidissement la cholestérine se dépose. — La cholestérine est blanche, fusible à 137°, combustible, insoluble dans l'eau, soluble dans l'alcool bouillant, l'éther, les essences (les essences et l'éther dissolvent les calculs); elle n'est pas saponificable.

EXCRÉMENTS

980. D. Qu'est-ce qu'un excrément?
R. C'est la portion alimentaire qui n'est pas digérée, tels qu'excès de cellulose, de graisse, de fécule, d'albumine, — le mucus intestinal, — la portion de la bile altérée ne contenant plus d'acide choli-

que, et verdissant les excréments et les rendant imputrescibles.

URINE — URÉE — ACIDE URIQUE

981. D. Quelle est la propriété de l'urine et sa composition ?

R. Elle est acide chez l'homme et les carnivores, parce qu'elle contient des phosphates acides ; alcaline chez les herbivores, parce qu'elle contient des carbonates alcalins. — L'urine est amère et salée, elle a une odeur d'osmazome, — plus dense que l'eau. — L'homme rend un litre d'urine en vingt-quatre heures. — L'urine est composée, pour 1,000 gr., de 6 gr. de chlorures alcalins, 7 gr. de sulfate de potasse, 6 gr. de phosphate de potases, 1 gr. d'urate, 30 gr. d'urée, 17 gr. d'extrait de viande, 933 d'eau.

982. D. Quelles sont les personnes dont l'urine contient le plus d'urée? Est-ce les personnes débilitées et sédentaires, ou celles qui sont actives et dont l'intensité de la force organique est considérable ?

R. L'urée augmente dans l'urine avec l'intensité de la force organique et l'activité des personnes.

983. D. Quels sont les caractères de l'urée et sa formule?

R. Substance blanche cristallisant en prismes incolores, transparents, allongés, à quatre faces, — l'urée est inodore ; sa saveur est nitrée ; l'eau en dissout son poids, moins soluble dans l'alcool, — à peine soluble dans l'éther ; — neutre, elle joue le rôle de base et donne avec les acides des sels cristallisables. — C'est quand elle est à l'état d'azotate d'urée qu'on la dose dans les urines. — L'urée a pour formule $C^2H^4aZ^2O^2$.

984. D. Comment obtient-on l'urée ?

R. En évaporant l'urine à siccité à une chaleur douce ; puis on traite le résidu par l'alcool, qui dissout l'urée et non les sels ; on évapore cette solution et l'on traite le résidu par l'acide azotique ; l'urée se combine à l'acide azotique et l'on a l'azotate d'urée ; l'on évapore, et l'azotate d'urée cristallise ; on pèse. — L'azotate d'urée renferme 50 p. 100 d'urée. — L'on décompose l'azotate d'urée par le carbonate de baryte, et il se forme de l'azotate de baryte ; on sépare l'urée par l'alcool qui le dissout seul.

985. D. Quelles sont les propriétés chimiques de l'urée ? A quoi équivaut-elle ?

R. 1° Chauffée, elle fond, se boursoufle et dégage de l'ammoniaque en laissant une poudre grise d'acide cyanhydrique CY^3O^33HO qui, par une plus grande chaleur, se transforme en acide cyanique volatile que l'on peut ensuite condenser CYO,HO.

L'urée équivaut donc à du cyanate d'ammoniaque aZH^3HOC^2aZO, ou peut être considéré comme un alcaloïde.

986. D. Comment prépare-t-on l'urée artificiellement ?

R. En traitant le cyanate de potasse par le sulfate d'ammoniaque $KO,CYO + aZH^4O, SO^3 = KOSO^3 + (aZH^4OCYO$ cyanate d'ammoniaque). L'on sépare le cyanate d'ammoniaque du sulfate de potasse en le traitant par l'alcool qui ne dissout que l'urée. Ce mode est plus rapide.

987. D. Qu'arrive-t-il si l'on l'on chauffe l'urée avec un alcali hydraté (réaction) ?

R. Il se dégage de l'ammoniaque, et il reste du carbonate de potasse $C^2H^4aZ^2O^2$, urée $+ 2KOH^2O^2 = 2aZH^3 + 2CO^2KO$. — L'urée équivaut donc à du carbonate d'ammoniaque moins 2 molécules d'eau ; car en prenant l'eau de la potasse, elle engendre l'ammoniaque et de l'acide carbonique ; de sorte que l'urée est une amide + de l'acide carbonique, c'est-à-dire qu'elle équivaut à du carbonate d'ammoniaque moins 2 molécules d'eau $C^2H^4aZ^2O^2 + 2HO = 2aZH^3, 2CO^2$. Retranchez 2 molécules d'eau au carbonate d'ammoniaque, vous avez l'urée ; ajoutez 2 molécules d'eau à l'urée, vous avez le carbonate d'ammoniaque ; ainsi, si l'on ajoute 2HO à l'urée, l'on a de l'ammoniaque et de l'acide carbonique $C^2H^4aZ^2O^2 + 2HO =$ $2aZH^3$ ammoniaque, $+2CO^2$ acide carbonique; retranchez du carbonate d'ammoniaque 2HO, l'on a de l'urée C^2H^4 aZ^2O^2.

988. D. Qu'arrive-t-il à l'urée abandonnée à la fermentation comme elle l'est dans les urines?

R. Elle se transforme en carbonate d'ammoniaque en fixant les éléments de l'eau. C'est par cette fermentation ammoniacale que l'urine doit son alcalinité et son odeur d'ammoniaque; c'est pour cela qu'elle devient alcaline dans la vessie; quand on y porte de l'air, l'air y transporte des germes; de là a lieu la fermentation; cela a lieu encore dans les catarrhes de la vessie; le mucopus jouant le rôle de ferment change l'urée en carbonate d'ammoniaque. — Les phosphates terreux se précipitent, il se forme des calculs, des phosphates ammoniaco-magnésiens.

989. D. Qu'appelle-t-on urées composées?

R. Les urées composées sont à l'urée simple ce que l'ammoniaque composé est à l'ammoniaque simple. Ce sont des urées dans lesquelles les molécules d'hydrogène sont remplacées par l'éthylène ou un autre radical alcoolique. Exemple : urée simple, $C^2H^4aZ^2O^2$; éthylurée (C^4H^5)

$H^3C^2AZ^2O^2$; diéthylurée $(C^4H^5)(2) H^2C^2AZ^2 O^2$;triéthylurée $(C^4H^5)(4)C^2AZ^2O^2$. Il en serait de même si l'on remplaçait l'hydrogène par du méthyle, du buthyle ou de l'amyle urée (C^4H^5), éthyle (C^2H^3), méthyle (C^8H^9), buthyle $(C^{10}H^{11})$, amyle $C^2AZ^2O^2$ urée ; on peut donc avoir un éthyle méthyle buthyle amyle urée.

990. D. Quelles sont les propriétés des urées composées ?

R. Elles sont douées des mêmes propriétés que les urées simples ; elles s'obtiennent par double décomposition entre le cyanate de potasse et le sulfate d'ammoniaque composé ; chauffées avec la potasse, elles donnent du carbonate de potasse et dégagent l'ammoniaque composé.

991. D. Quels sont les sels d'urée les plus connus?

R. L'azotate d'urée $C^2AZ^2H^4O^2$, $HOAZO^5$, — l'oxalate d'urée $C^2AZ^2H^4O^2$,HOC^2O^3 et le chlorhydrate d'urée $C^2AZ^2H^4O^2$,HCL.

992. D. Comment obtient-on l'acide urique, — quelle est sa formule ?

R. On obtient l'acide urique avec les excréments du serpent boa ; — on les pulvérise et on les chauffe dans une dissolution de potasse, l'on a de l'urate de potasse cristallisé que l'on traite ensuite par l'acide chlorhydrique et l'on a un dépôt d'acide urique qui a pour formule $C^{10}H^4AZ^4O^6$.

993 D. Quels sont les caractères de l'acide urique

R. Il se présente sous forme d'écailles cristallines, blanches, inodores, insipides, insolubles dans l'alcool, solubles seulement dans 1700 parties d'eau froide ; — chauffé à l'air, il se détruit sans laisser de résidu de charbon ; il est complétement combustible, ce qui distingue les calculs d'acide urique des autres calculs.

994. D. Les urates alcalins sont-ils solubles dans l'eau ?

R. Très-peu.

ALLOXANE. — ALLOXANTHINE. — ALLANTOÏNE. — MUREXYDE.

995. D. Qu'arrive-t-il quand on chauffe l'acide urique avec l'acide azotique ?

R. Il se dissout avec effervescence et chaleur et il se forme des cristaux blancs qui se prennent en masse, espèce de bouillie qu'on fait sécher sur de la brique ; ce produit est l'alloxane qui cristallise en prismes rhomboïdaux, qui rougit le tournesol et la peau en pourpre et dont la formule est $C^8H^4AZ^2O^{10}$.

996. D. Que se passe-t-il quand on traite l'alloxane par l'hydrogène sulfuré ou un corps réducteur quelconque ?

R. On obtient l'alloxanthine qui donne des cristaux jaunâtres et dont la formule est $C^8H^5AZ^2O^{10}$.

997. D. Qu'arrive-t-il quand on traite l'alloxanthine par l'ammoniaque ?

R. L'on obtient la murexyde qui a une belle couleur rose ; elle cristallise en prismes à quatre pans, à couleur de cantharides ; peu soluble dans l'eau qu'elle colore en pourpre, — peu soluble dans l'éther et l'alcool, sa formule est $C^{12}H^{6}AZ^{5}O^{6}$.

998. D. Quelle réaction se passe-t-il quand on chauffe l'acide urique avec le bioxyde de plomb ou des réactifs oxydants?

R. L'acide urique donne de l'urée de l'allantoïne et de l'acide oxalique en s'assimilant deux molécules d'oxygène et trois d'hydrogène $C^{10}H^{4}AZ^{4}O^{6} + 2O + 3HO = C^{4}H^{3}AZ^{2}O^{3}$ allantoïne $+ C^{2}H^{4}AZ^{2}O^{2}$ urée $+ 2C^{2}O^{3}$ acide oxalique, donc, dans l'économie, quand l'acide urique rencontre des réactifs oxydants, il se transforme en urée qui est un produit plus oxydé des matières albuminoïdes et moins dangereux que l'acide urique.

999. D. Quelle conséquence tire-t-on en thérapeutique de ce que l'acide urique en s'oxydant se change en urée ?

R. Cette conséquence que les personnes qui n'oxydent pas assez leurs matières organiques azotées font de l'acide urique et sont sujettes à la gravelle urique ; telles sont celles qui boivent de l'alcool, mangent beaucoup de viande, — et sont sédentaires ; — il leur faut donc conseiller l'exercice, de manger peu de viande et de boire de l'eau de Vichy et des alcalins qui convertissent l'acide urique en urée qui est soluble.

ACIDE HIPPURIQUE — GLYCOCOLLE.

1000. D. Où trouve-t-on l'acide hippurique, — comment le prépare-t-on, — quelle est sa formule ?

R. On trouve l'acide hippurique dans l'urine des herbivores où il remplace l'acide urique. — On l'obtient en évaporant l'urine fraîche de cheval jusqu'au huitième de son volume, puis en y versant de l'acide chlorhydrique. — Sa formule est $C^{18}H^{8}AZO^{5}HO$.

1001. D. Sous quelle forme se présente l'acide hippurique, — quelles sont ses propriétés ?

R. Il cristallise en prismes à quatre faces terminées par un sommet dièdre ; — il est insipide et rougit le tournesol ; — il se dissout en grande partie dans l'alcool et un peu dans l'éther ; soluble dans l'eau froide, il fond à la chaleur en donnant naissance à l'acide cyanhydrique et benzoïque et à des benzoates d'ammoniaque. — L'acide hippurique donne de l'acide benzoïque et du glycocolle par calcination, par fermentation, par les agents oxydants, par ébullition. Avec des acides énergiques, tels que l'acide chlorhydrique, $C^{18}H^8AZO^5 + 3HO = C^4H^5AZO^4$ glycocolle $+ C^{14}H^6O^4$ acide benzoïque.

1002. D. 1° Comment prépare-t-on la glycocolle? — 2° Sous quelle forme se présente-t-elle? — 3° Quelle est sa formule?

R. 1° On prépare la glycocolle au moyen de la potasse; — 2° la glycocolle est blanche, soluble dans l'eau, cristallisable, neutre, sucrée, joue le rôle de base; — 3° on peut la considérer comme un ammoniaque composé, car elle est formée d'acétile $C^4H^3O^4$ et d'amide H^2AZ ou $C^4H^5AZO^4$.

CALCULS URINAIRES — URIQUES — OXALIQUES — PHOSPHATIQUES.

1003. D. Combien y a-t-il d'espèces de calculs urinaires?

R. Trois espèces. — Les calculs uriques, — les calculs phosphatiques, — et les calculs oxaliques.

1004. D. Par quoi sont formés les calculs uriques?

R. Ils sont formés d'acide urique, d'urates alcalins et quelquefois de xanthine, matière colorante jaune, sucrée, soluble dans l'eau et dans l'alcool, et enfin de cystine.

1005. D. Caractères des calculs uriques?

R. Ils sont colorés en jaune brun ou rouge

brun ; leur cassure n'est pas cristalline, leur surface est tantôt lisse et tantôt à facettes usées. — Si on les fait bouillir avec l'acide azotique et que l'on ajoute de l'ammoniaque, ils donnent une couleur d'un beau rouge (murexyde) $C^{12}H^{6}O^{8}AZ^{5}$. Si on calcine un calcul urique, il ne laisse pas de résidu. Chauffé avec le bioxyde de plomb, il donne de l'acide carbonique ou oxalique, de l'urée et de l'allantoïne $C^{10}H^{4}AZ^{4}O^{6}+H^{3}O^{3}+pb^{2}O^{4}=C^{2}H^{4}AZ^{2}O^{2}$ urée $+\ C^{4}H^{3}AZ^{2}O^{3}$ allantoïne $+\ C^{4}H^{6}2pbO$ oxalate de plomb.

1006. D. Quels sont les caractères des calculs d'oxalate de chaux ou mûraux. — Pourquoi les appelle-t-on ainsi?

R. Ils sont très-durs, irritent la vessie, amènent l'hématurie, ne peuvent être soumis à la lithotritie. — On les appelle mûraux, parce que leur surface est raboteuse et mamelonnée comme le fruit du mûrier ; ils sont bruns ou noirs, leur cassure est quelquefois cristalline, le plus souvent compacte et granuleuse; ils sont incombustibles, chauffés sur du platine ; ils se gonflent et charbonnent en dégageant CO^{2} et CO. Si on les chauffe plus fortement, ils laissent de la chaux. — Soumis à l'acide nitrique, ils se dissolvent mais ne rougissent pas quand on ajoute de l'ammoniaque.

1007. D. Quels sont les caractères distinctifs des calculs phosphatiques ?

R. Ce sont les calculs les plus fréquents dans la vessie, après les calculs uriques ; ils sont ronds, à surface lisse, rarement cristallisés, d'un blanc gris ou jaunâtre, leur cassure est souvent brillante ; — ils sont composés de phosphate de chaux et de phosphate ammoniaco-magnésien ; — ils sont incombustibles et quand on les calcine ils noircissent et dégagent une odeur caractéristique d'ammoniaque, au lieu de CO^2 et de CO comme les calculs d'oxalate de chaux ; — ils sont solubles dans l'acide nitrique, mais la dissolution n'est pas colorée en rouge par l'ammoniaque, mais en blanc ; — si dans la dissolution l'on ajoute du nitrate d'argent ammoniacal, l'on obtient un précipité jaune de phosphate d'argent ; — ils sont solubles dans l'acide chlorhydrique, — l'ammoniaque précipite leur dissolution.

SÉCRÉTIONS DE LA PEAU.

1008. D. Quelles sont les sécrétions de la peau ?

R. 1° la matière sébacée, composée de graisse, d'acides gras odorants, volatils, qui donnent l'odeur de sueur ; — 2° la sueur par les glandes sudorifères, qui diffère de l'urine en ce que l'acide sudorique, qui est hydraté, prend la place des acides urique et hippurique; sa réaction est acide, elle est destinée à éliminer les matières azotées ; — 3° l'épiderme et les excrétions épidermiques qui sont les poils, les cheveux, les ongles, les cornes, les sabots, les griffes (tous produits d'excrétion) et d'élimination.

CARACTÈRE DU PUS. — SA COMPOSITION. — PUS DE BONNE ET DE MAUVAISE NATURE.

1009. D. Qu'est-ce que le pus, — quelle est son origine, — quelle est sa nature ?

R. C'est une sécrétion pathologique qui provient des organes enflammés — et qui a son origine dans le sang; — le pus a l'aspect d'un liquide jaunâtre, visqueux, à odeur particulière. Il est composé de matières grasses et de matières azotées à l'état d'albumine en dissolution, dans laquelle on trouve des globules ridés qui sont plus gros que ceux du sang et qui feront reconnaître le pus, du sang.

1010. D. Comment distingue-t-on le pus du mucus ?

R. C'est que le pus soumis à l'ammoniaque perd sa fluidité et se prend en une gelée jaunâtre, tandis que le mucus devient filant.

1011\. D. Comment distingue-t-on le pus de bonne nature de celui de mauvaise nature?

R. Le pus de bonne nature est jaunâtre, neutre, visqueux, a une saveur douce et une odeur particulière; tandis que le pus de mauvaise nature est plus fluide, présente une réaction alcaline et a une odeur repoussante, avec dégagement d'ammoniaque et d'hydrogène sulfuré provenant des matières albumineuses en décomposition, phase ultime de la transformation des matières animales.

FIN DE LA CHIMIE.

TABLE DES MATIÈRES

IMPRIMERIE L. TOINON ET Ce, A SAINT-GERMAIN

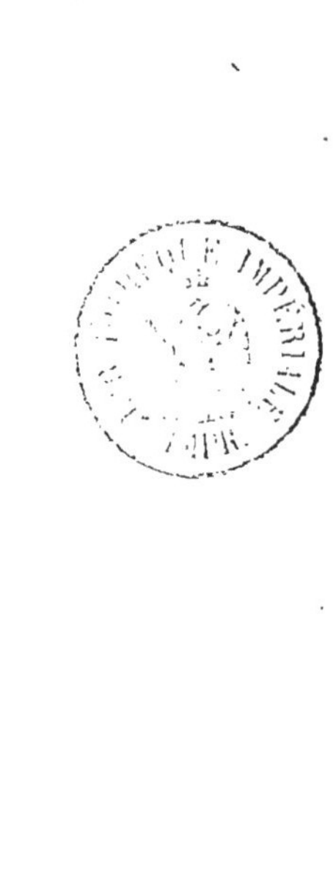

CHEZ LE MÊME ÉDITEUR

Recherches sur le bruit de souffle dans les maladies du cœur.......... 1 »

Recueil de questions posées aux examens de médecine, 1er de doctorat. 2 volumes.......... 3 »

Recueil de questions posées aux examens de médecine, 2e et 5e de doctorat. 2 volumes.......... 3 »

Recueil de questions posées aux examens de médecine sur les accouchements. 2 volumes.......... 3 »

Recueil de questions posées aux examens de médecine, 3e de doctorat. 5 volumes.......... 7 50

SOUS PRESSE :

4e Examen de doctorat.

Nouveau traitement des anévrismes externes.

La circulation universelle, ou Principe de vie.

CHEZ DENTU, AU PALAIS-ROYAL

L'arbre de la science.......... 4 »

La fin du Monde par la science, 2e édition 1 50

Le Christ et le Pape.......... 1 »

Lamoricière et la contre-révolution.......... 1 »

SOUS PRESSE :

L'arbre de Vie.

Le Réveil des nationalités par l'alliance franco-russe.

Imprimerie L. TOINON et Ce, à Saint-Germain.

www.ingramcontent.com/pod-product-compliance
Ingram Content Group UK Ltd.
Pitfield, Milton Keynes, MK11 3LW, UK
UKHW020256220726
13923UKWH00002B/947